JN059367

薬科系の基礎数学
Part 1 －微分－

上野嘉夫　著

学術図書出版社

はじめに

本書は，対象に薬科系で学ぶ初年次学生を想定した教科書として著したものである．2分冊の構成となっており，Part1 の内容は微分，Part2 の内容は積分と微分方程式である．本書は，薬科系の初年次学生として最低限学んでおくのがよいであろう微分・積分の基礎を骨格とし，基礎レベルで数学的背景が説明可能な薬学関連トピックを例にとりあげるなどして肉付けされている．これが，「薬科系の」を冠につけた所以である．この冠には，本書は理工系初年次で幅広く使用できるような「スタンダード」な微分・積分の教科書と比較すると，内容や構成が満遍ないといえないエクスキューズも込めている．実際，Part2 の微分方程式においては，薬科系の低年次に現れる最もベーシックな2つの微分方程式のみを本編で扱い，派生する方程式や解法は発展や補遺とする構成とした．

　教科書執筆の勧めを受けてから，「薬科系で学ぶ学生は『数学自体を志していない』」という自明な事実を，どのように内容や構成に反映させるかを思案し始めた．そんな時期に遭遇した J. Siepmann と F. Siepmann による Mathematical modeling of drug delivery というタイトルのレビュー論文[1] の要旨の冒頭の一文 'Due to the significant advances in information technology, mathematical modeling of drug delivery is a field of steadily increasing academic and industrial importance with an enormous future potential.' から，たとえ朧げでも「数学モデリング」が授業の先に見えそうな内容と構成を目指すことにした．非数学専攻の大学生を対象に長年教鞭をとってきた経験では，数学の授業で専攻分野関連の例を提示したときの学生諸君の反応は，「面白い，意欲増した」，「ふーん」，「数学だけでもきついのに勘弁して」の3パターンに大別できよう．今回は，「勘弁して」が少しでも減れば良しという気持ちで低年次で学ぶシンプルな薬学関連トピックを探し，取り入れた．

　Part1 の内容と構成について，4つのリマークをしておきたい．まず，本書では手で計算して確認してもらえるような作りを心がけた．ただし，それは本書が「計算ドリル」という意味ではない．一見難しそうな内容でも，高校数学までの計算とある程度の根気をベースに確認可能な書き方[2] を心がけているという意味である．したがって，「読む」とか「目を通す」という学習姿勢ではなく，筆記用具を持ち「手を動かして確かめる」学習姿勢であってほしい．次は，ε 論法についてのリマークである．昨今は，ε 論法を用いずに，さらっと極限を説明する流儀の教科書が多数派であろう．実際，著者もそのような教科書で授業した経験は十分ある．しかし，自ら執筆となると，筆者の筆力のなさゆえ ε 論法の回避して，なおかつ「響く」記述は難しかった．そこで，ε 論法は人類の知的財産[3] の典型であるから，科学教養の一部にもなると考えることにして，極限の定義を ε 論法で記述した．ただし，極限に関する証明等では，ε 論法の使われ方を手を動かせる範囲で確認するスタンスを取ったり，適宜省略もした．また，具体的

---

[1] International Journal of Pharmaceutics 364 (2008) pp. 328-343.
[2] これで全く歯が立たないようなレベルの事柄は，省略あるいは紹介のみにとどめている．
[3] 遺産ではなく，現役の（そしてこれからも）財産である．

な極限計算がこなせるための基礎的な計算結果も網羅的に提示した．3つ目のリマークは，証明についてである．本書では，厳格な証明にこだわらずアウトラインのみに留める場合や，命題の紹介のみに留める場合も設けた．その意味で「証明」というフラッグの代わりに「∵」を採用し，少し取っつき易そうな印象を持ってもらえることを期待した．1つ目のリマークと重なるが，証明においては高校で学んだ不等式と2次関数などの計算が操れれば確認可能なスタイルを心がけた．最後のリマークは，内容の取捨選択についてである．Part1とPart2の2分冊とも，それぞれ半期15回の授業で到底カバーしきれない分量である．だからこそ逆説的に，授業プランに応じた取捨選択のアレンジは容易ではないかと期待している．

上で繰り返し述べたとおり，本書では薬学関連トピックを例に取り込むように努めた．そのような話題に関する著者からの素人質問に対して，京都薬科大学の先生方には親切に対応頂いた．また，薬学に関わる話題を導入する試みについて，励ましのコメントも頂いた．おひとりずつの御尊名は挙げないが，この機会に深く感謝申し上げる．大阪電気通信大学名誉教授・浅倉史興先生には，「薬科系という環境下の授業で使う教科書」の執筆を熱心にお勧め頂いた．同業の諸先輩からは，パイロット版に関して有益なコメントを頂いた．学術図書出版（株）の高橋秀治氏には，一向に筆の進まない著者に忍耐強くお付き合い頂き，こうして刊行の日を迎えることができた．皆様に，本書の刊行に際して厚く御礼申し上げる．一番最後になったが，本書の学内限定パイロット版で学んだ学生諸君からは，誤植や解答例の誤りなどをたくさん指摘頂き，コメントも頂いた．これは皆さんの勉強熱心さの顕れであると思う．敬意を表し，感謝申し上げる．ありがとうございました．

2023年　師走

著者しるす

目　　次

第1章　集合，実数，関数　　**1**

1.1　集合 1

1.2　実数の性質（順序，四則演算） 5

1.3　実数の性質（完備性） 6

1.4　関数（一般の枠組み） 9

1.5　1変数関数 11

1.6　べき乗関数，指数関数，対数関数，三角関数 12

1.7　補遺 22

第2章　数列と関数の極限　　**27**

2.1　数列の極限 27

2.2　無限級数 34

2.3　収束判定法，コーシー列 35

2.4　1変数関数の極限 36

2.5　関数の連続性 49

第3章　1変数関数の微分法　　**53**

3.1　微分係数と導関数 53

3.2　合成関数の微分 58

3.3　逆関数の微分 60

3.4　媒介変数による微分 61

3.5　高次導関数 65

3.6　接線と法線 68

3.7　平均値の定理 70

3.8　テイラーの定理とその応用 72

3.9　極限計算への微分法の応用 75

3.10　関数の増減 76

3.11　極値問題への応用 81

第 4 章　2 変数関数の微分法　　　　　　　　　　　　　　　　　**84**

4.1　2 変数関数に関する準備 84

4.2　偏微分 90

4.3　高次偏導関数 101

4.4　2 変数関数の極値 106

4.5　陰関数の微分 112

4.6　補遺 113

解答例　　　　　　　　　　　　　　　　　　　　　　　　　　　　　**119**

第 1 章

集合，実数，関数

微分と積分の対象は，1 変数あるいは 2 個以上の多変数の関数であるので，関数についての基礎知識が学習に不可欠である．本章では，関数についての基礎を実数や集合の概念と共に学ぶ．

1.1　集合

本書の主な内容は微分であり，その対象は関数であるのに，集合が冒頭から出てくるのはなぜなのかと疑問に思うかもしれない．これまで「関数とは数値（x と表す）を与えるごとに数値（y と表す）が x に応じてただ 1 つ定まる対応のことである[1]．」と学んできた．この対応を f で表すとき，f によって x に対して y が定まることを，$y = f(x)$ と表してきた．

さて，平方根を与える関数 $f(x) = \sqrt{x}$ には，$x \geq 0$ という制限が必要であり，常用対数を与える関数 $f(x) = \log_{10} x$ には，$x > 0$ という制限が必要である．一方，底が 2 の指数関数 $f(x) = 2^x$ のように，普通の状況では特に x の範囲に制限が必要ないこともある．このように，関数 $f(x)$ を考えるときには，x がとりうる値の範囲を適切に考える必要がある[2]．関数 $f(x)$ を指定するときに，x の値として許容されるすべての値の集まりは，集合の典型例である．さらに，x がとりうるの値の範囲の指定に応じて，$f(x)$ がとりうる値の範囲の考察が必要となる場合もある[3]．$f(x)$ がとりうるすべての値の集まりもまた集合の典型例である．また，4 章で扱われる 2 変数関数は，座標平面上の点に対して実数値を与える対応と捉えられるので，関数を平面上の集合と関連付けて考える必要がある．要するに，関数を考えるときには，それに伴って集合が現れると考えておく必要があるので，1 章は集合の説明から始まる．

集合は現代数学の根幹の概念ゆえに，導入に際しては定義の連鎖に陥るおそれがあるが，そのような連鎖は本書が望む状況ではない．そこで，本節においては，「定義」や「定理」の見出しをあえて用いずに集合を説明する．本書で必要な集合の知識は，高等学校までの既習内容から大幅には増えないので，怖がらずに読み進めて欲しい．

---

[1] 1.4 節から 1.6 節で詳しく扱う．
[2] これまで，1 次関数や 2 次関数のように指定なしでも共通の了解ができる場合が多かったのではないだろうか．
[3] 例えば，逆関数や合成関数を考える場合など．

集合とは

集合とは，明確な特徴を持つ「もの」[4]の集まりである．本書に現れるのは，主に数式で特徴づけ可能な数値あるいは平面上の点からなる集合であるが，自然言語で特徴が表現される集合や，文字や記号およびそれらの列（並び）が集合をなす場合もある[5]．集合を構成するひとつひとつの「もの」を，集合の要素といい，

$$a \text{ が集合 } A \text{ の要素であることを，} a \in A \text{ と表す．} \tag{1.1}$$

また，

$$a \text{ が集合 } A \text{ の要素でないことを，} a \notin A \text{ と表す．} \tag{1.2}$$

数のなす集合として馴染みのある，自然数，整数，有理数，実数および複素数の集合は，それぞれ固有の記号で表されることが多い．本書では，

$$\begin{aligned} &\mathbb{N}: \text{自然数の集合，} \quad \mathbb{Z}: \text{整数の集合，} \quad \mathbb{Q}: \text{有理数の集合，} \\ &\mathbb{R}: \text{実数の集合，} \quad \mathbb{C}: \text{複素数の集合} \end{aligned} \tag{1.3}$$

という記号を用いる．

集合の記述法

集合を具体的に表現するには，2 つの方法がある．ひとつは，集合を構成する要素がみたしている条件を述べて表す方法である．すなわち，要素 x がみたすべき条件を（文章であれ，数式であれ）$C(x)$ と表すときに，

$$\{x \mid C(x)\} \tag{1.4}$$

と表す方法である．仕切り線 | の左側に，変数 x の属性を記述する形式も多く用いられている．例えば，「0 以上の実数の集合」には

$$\{x \in \mathbb{R} \mid x \geq 0\}, \quad \{x \mid x \in \mathbb{R}, x \geq 0\} \quad \text{あるいは} \quad \{x \mid x \geq 0\} \tag{1.5}$$

のように複数の表現がある．3 つめの書き方は，集合の要素が実数であることが，前後の文脈や条件の記述内容から明らかな場合などに用いられる．

注意 1.1　不等号記号 $\leq$ は，$<$ または $=$ の成立を意味する．同様に $\geq$ は，$>$ または $=$ の成立を意味する．

$\square$

集合のもうひとつの表現法は，集合の要素を列挙する方法である．例えば，10 以下の自然数の集合は，

$$\{1, 2, 3, 4, 5, 6, 7, 8, 9, 10\} \tag{1.6}$$

のように，1 から 10 までの自然数を列挙して表せる．この集合は，(1.4) の要領で

---

[4] 数学の概念であるから，物質的な「もの」だけを意味しないことは了解できると思う．
[5] 例えば，生命科学において塩基配列の集合などを考えることもあるだろう．

$$\{n \mid n \text{ は } 10 \text{ 以下の自然数}\} \quad \text{あるいは} \quad \{n \in \mathbb{N} \mid 1 \leq n \leq 10\} \tag{1.7}$$

のようにも表せる. また, 自然数の集合 $\mathbb{N}$ のように集合が無限個の要素からなる場合でも,

$$\{1, 2, 3, \cdots\} \tag{1.8}$$

のように $\cdots$ の意味が正しく伝わる場合には, 列挙に似た表現をとることがある.

例 1.1 (区間)   本書で頻出するのは, 区間と呼ばれる $\mathbb{R}$ の部分集合である. $a < b$ をみたす実数に対して

$$[a, b] = \{x \in \mathbb{R} \mid a \leq x \leq b\}, \tag{1.9}$$

$$(a, b) = \{x \in \mathbb{R} \mid a < x < b\}, \tag{1.10}$$

$$[a, b) = \{x \in \mathbb{R} \mid a \leq x < b\}, \tag{1.11}$$

$$(a, b] = \{x \in \mathbb{R} \mid a < x \leq b\} \tag{1.12}$$

で定められる部分集合は区間である. $[a, b]$ を閉区間, (a, b) を開区間という. また,

$$(a, \infty) = \{x \in \mathbb{R} \mid a < x\}, \tag{1.13}$$

$$(-\infty, b) = \{x \in \mathbb{R} \mid x < b\} \tag{1.14}$$

は半開区間と呼ばれる区間であり,

$$[a, \infty) = \{x \in \mathbb{R} \mid a \leq x\}, \tag{1.15}$$

$$(-\infty, b] = \{x \in \mathbb{R} \mid x \leq b\} \tag{1.16}$$

は半閉区間と呼ばれる区間である. この要領で, $\mathbb{R}$ を

$$\mathbb{R} = (-\infty, \infty) \tag{1.17}$$

と表すこともある. 本書で区間というときは, 上記のいずれかのものとする.

□

注意 1.2   半開区間, 半閉区間および $\mathbb{R}$ の区間表現に, ∞ や $-\infty$ が現れたが, これらは ∞ や $-\infty$ という「数値」の表現ではない. ∞ は「いくらでも値が大きくなる (無限大)」という状況を, $-\infty$ は「いくらでも値が小さくなる (負の無限大)」という状況を表している[6].

□

2 つの集合間の包含関係や, 部分集合, 和集合, 積集合, 補集合, 空集合などの用語は, 高等学校で学んだ内容で十分と思われる. 以下は, それらの確認である.

---

[6] ∞ や $-\infty$ の側が丸括弧になっているのには, このような背景がある.

部分集合，包含関係

集合 A と B について，A の任意の要素が B の要素になっているとき，A は B の部分集合であるといい，$A \subset B$ と表す[7,8]．したがって，2つの集合 A と B が等しい，すなわち $A = B$ とは，$A \subset B$ かつ $A \supset B$ が成り立つことと同じである．また，$A \subset B$ だが $A \neq B$ であるとき，A は B の真部分部分集合といい，$A \subsetneq B$ と表す．このような，ある集合が別の集合の部分集合になっている関係を包含関係という．

集合の相当

2つの集合 A と B が等しい，すなわち $A = B$ とは，$A \subset B$ かつ $A \supset B$ が成り立つことと同じである．A と B が等しくない場合を，$A \neq B$ で表す．

空集合

集合の扱いを合理的なものとするためには[9]，「要素をひとつも含まない集合」というものを考える必要がある．これを空集合と呼び，$\emptyset$ という記号で表す．任意の集合 A に対して，$\emptyset \subset A$ と約束する．

和集合

集合 A と B について，

$$A \cup B = \{x \mid x \in A \text{ または } x \in B\} \tag{1.18}$$

で定まる集合 $A \cup B$ を，A と B の和集合という．

積集合

集合 A と B について，

$$A \cap B = \{x \mid x \in A \text{ かつ } x \in B\} \tag{1.19}$$

で定まる集合 $A \cap B$ を，A と B の積集合という．

差集合

集合 A と B について，

$$A - B = \{x \mid x \in A \text{ かつ } x \notin B\} \tag{1.20}$$

で定まる集合 $A - B$ を，A と B の差集合という．

全体集合と補集合

集合を考えるとき，ある集合 U の部分集合のみを議論の対象とすればよい場合がある．このようなとき，U のことを全体集合とよぶ．全体集合 U を考えるとき，U の任意の部分集合 A について，

$$A^c = \{x \in U \mid x \notin A\} \tag{1.21}$$

---

[7] $A = B$ が成立している場合も想定されていることに注意せよ．

[8] $A \subseteq B$ と表す本もある．その場合は，B の真部分集合 A について，$A \subset B$ と表すことになる．他の本や文献を本書と並行して読むときは，どちらの流儀で書かれているかの確認が必要である．

[9] 例えば，「$x^2 = -1$ をみたす実数」は存在しないが，「$x^2 = -1$ をみたす実数の集合」を集合として認めたい．

で定まる U の部分集合 A^c を A の補集合という. A と A^c の間には, 以下の関係が成り立つ.

$$A \cup A^c = U, \quad A \cap A^c = \emptyset, \quad (A^c)^c = A. \tag{1.22}$$

ドモルガンの法則

全体集合 U を考えるとき, 和集合, 積集合, 補集合をとる操作の間には「ドモルガンの法則」と呼ばれる以下の関係が成り立つ.

$$(A \cap B)^c = A^c \cup B^c, \quad (A \cup B)^c = A^c \cap B^c. \tag{1.23}$$

1.2 実数の性質 (順序, 四則演算)

この節では, 今まで当たり前に使ってきた実数の性質や演算について, 大学の基礎数学にふさわしい書き方で確認する[10].

実数の集合の代表的な部分集合

実数の集合 $\mathbb{R}$ は, (1.3) で紹介した集合 $\mathbb{N}$, $\mathbb{Z}$, $\mathbb{Q}$ を真部分集合として含んでいる. すなわち, $\mathbb{R} \supsetneq \mathbb{Q} \supsetneq \mathbb{Z} \supsetneq \mathbb{N}$ である. 差集合 $\mathbb{R} - \mathbb{Q}$ は無理数の集合であり, $\mathbb{R} \supsetneq \mathbb{R} - \mathbb{Q}$ である.

全順序集合としての大小関係

実数には大小関係が定まっている. すなわち, 任意の $a, b \in \mathbb{R}$ に対し, $a \leq b$ または $a \geq b$ が成り立つ. この大小関係は以下の性質をみたしているので, 全順序関係と呼ばれるものになっている.

$$(\text{反射律}) \quad a \leq a \quad \text{同じことだが} \quad a \geq a. \tag{1.24}$$

$$(\text{同値律}) \quad a \leq b \text{ かつ } a \geq b \text{ ならば } a = b. \tag{1.25}$$

$$(\text{推移律}) \quad a \leq b \text{ かつ } b \leq c \text{ ならば } a \leq c. \tag{1.26}$$

四則演算

(和と差) 任意の $a, b \in \mathbb{R}$ に対して, 和 $a + b \in \mathbb{R}$ を定めることができる. 和は, $a + b = b + a$ (可換則), $(a + b) + c = a + (b + c)$ (結合則) をみたしている. また 0 は, 任意の a に対して $0 + a = a$ をみたすので和の単位元である. 各 $a \in \mathbb{R}$ に対して, $a + b = 0$ をみたすような $b \in \mathbb{R}$ がただ一つ存在する. この b は a の和の逆元と呼ばれ, $-a$ と書かれる. a と b の差 $a - b$ とは, $a + (-b)$ のことである.

(積と商) 任意の $a, b \in \mathbb{R}$ に対して, 積 $ab \in \mathbb{R}$ を定めることができる. 積は, $ab = ba$ (可換則), $(ab)c = a(bc)$ (結合則) をみたしている. また 1 は, 任意の $a \in \mathbb{R}$ に対して $1a = a$ をみたすので積の単位元である. 0 と任意の $a \in \mathbb{R}$ の積について, $0a = 0$ である. 0 ではない各 $a \in \mathbb{R}$ に対して, $ab = 1$ をみたすような $b \in \mathbb{R}$ がただ一つ存在する. この b は a の積の逆元と呼ばれ $1/a$ (あるいは a^{-1}) と書かれる. b の $a (\neq 0)$ による商 b/a とは, b と $1/a$ (あるいは a^{-1}) の積のことである.

---

[10] 小中高大と学びが進む中で「こういう風に考え方がグレードアップされるのだな」と感じてもらえればよい.

（和と積） 和と積について，$(a+b)c = ac + bc$ （分配則）が成り立つ.

順序（大小関係）と四則演算

$\mathbb{R}$ の順序（大小関係）と四則演算には以下の関係がある. すなわち，$a, b, c \in \mathbb{R}$ に対して

$$\text{(i)} \quad a \leq b \text{ ならば } a + c \leq b + c, \tag{1.27}$$

$$\text{(ii)} \quad a \geq 0 \text{ かつ } b \geq 0 \text{ ならば } ab \geq 0 \tag{1.28}$$

が成り立つ. (1.27) と (1.28) から，$a \leq b$ かつ $c > 0$ ならば $ac \leq bc$ などが導かれる. $\mathbb{R}$ の順序（大小関係）と四則演算から次のことがわかる.

定理 1.1 $a < b$ をみたす任意の実数 a と b に対して，$a < c < b$ をみたす実数 c は無数に存在する.

□

∵ $a < c < b$ をみたす c の例として，$c = a + (b-a)/(n+1)$ $(n \in \mathbb{N})$ がとれる.

□

1.3 実数の性質（完備性）

1.2 節の議論は，実数の集合 $\mathbb{R}$ を対象としてきたが，実は対象を有理数の集合 $\mathbb{Q}$ に置き換えてもすべて成立する. しかし，これから述べる完備性は，$\mathbb{R}$ には備わっているが $\mathbb{Q}$ には備わっていない，実数に特徴的な性質である[11]. まず $\mathbb{R}$ の切断を定義する.

定義 1.1 $\mathbb{R}$ の空集合ではない部分集合 A と B について，以下の (i) と (ii) が成り立つとき，A と B の組 (A, B) を $\mathbb{R}$ の切断という.

(i) $A \cup B = \mathbb{R}$.

(ii) 任意の $a \in A$, $b \in B$ に対して，$a < b$ が成り立つ. これを，$A < B$ と表す.

□

定義 1.1 において $\mathbb{R}$ を $\mathbb{Q}$ に置き換えることで，$\mathbb{Q}$ の切断も定義できる. 次に，最大値と最小値とは何であるかを，念のため定義の形で確認しておく.

定義 1.2 $\mathbb{R}$ の部分集合 A に対して，実数 m が A の最大値であるとは，以下の (i) と (ii) が成り立つときをいう.

(i) $m \in A$.

(ii) $a \in A$ ならば $a \leq m$.

また，実数 m' が A の最小値であるとは，以下の (i') と (ii') が成り立つときをいう.

---

[11] この完備性をよりどころにして，微分積分学が構築されていると思ってもよい.

(i')　$m' \in A$．

(ii')　$a \in A$ ならば $a \geq m'$．

A の最大値を $\max A$，A の最小値を $\min A$ と表すことがある．

□

　実数の完備性は，切断の概念を用いて以下のように述べることができる．

定理 1.2　実数の集合 $\mathbb{R}$ は全順序について完備である．すなわち，$\mathbb{R}$ の任意の切断 (A, B) について，以下の (i) か (ii) のいずれか一方が成り立つ．

(i)　A の最大値 $\max A$ は存在するが，B の最小値 $\min B$ は存在しない．

(ii)　A の最大値 $\max A$ は存在しないが，B の最小値 $\min B$ は存在する．

□

定理 1.2 の意味を，$\mathbb{R}$ を数直線とみなして考えてみよう．「数直線は『すきまなく連続的に繋がっている』から，ある点 c で『切る』と，いずれか一方の区間にだけ端点がつく」と想像するのは難しくないであろう．この意味で，定理 1.2 のいう完備性は「実数の連続性」ともいわれる．しかし，本書では「連続性」の用語を「関数の連続性」について用いることが多いので，区別のために「実数の完備性」とした．なお，$\mathbb{Q}$ の切断には定理 1.2 の (i) も (ii) もみたさないものが存在するので，$\mathbb{Q}$ は完備ではない．実際，

$$A = \{x \in \mathbb{Q} \,|\, x \leq 0\} \cup \{x \in \mathbb{Q} \,|\, x > 0, \, x^2 < 2\},$$
$$B = \{x \in \mathbb{Q} \,|\, x > 0, \, x^2 > 2\}$$

を考えると，$A \cup B = \mathbb{Q}$ と $A < B$ をみたすので (A, B) は $\mathbb{Q}$ の切断である．しかし，定理 1.2 の (i) も (ii) もみたしていない．

　実数の完備性は，$\mathbb{R}$ の部分集合に対する上限や下限の存在をもたらす．上限や下限は，べき乗関数や指数関数あるいは対数関数を定義する際に基盤的な役割を果たす．上限と下限を述べる準備として，まず上界と下界を定義する．

定義 1.3　$\mathbb{R}$ の部分集合 A に対して，ある実数 m が存在して

$$a \in A \text{ ならば } a \leq m \tag{1.29}$$

が成り立つとき，A は上に有界といい，m を A の上界という．また，$\mathbb{R}$ の部分集合 A に対して，ある実数 m' が存在して

$$a \in A \text{ ならば } a \geq m' \tag{1.30}$$

が成り立つとき，A は下に有界といい，m' を A の下界という．$A \subset \mathbb{R}$ に上界も下界も存在するとき，A は有界という．

□

$A \subset \mathbb{R}$ に上界あるいは下界が存在するならば, 上界あるいは下界に相当する実数は無限個存在することに注意しよう.

定理 1.3 $A \subset \mathbb{R}$ が上に有界なとき, A の上界の最小値が存在する. この最小値を A の上限と呼び, $\sup A$ あるいは $\sup_{a \in A} a$ で表す. A が上に有界でないときは, $\sup A = \infty$ と書く. 同様に, $A \subset \mathbb{R}$ が下に有界なとき, A の下界の最大値が存在する. この最大値を A の下限と呼び, $\inf A$ あるいは $\inf_{a \in A} a$ で表す. A が下に有界でないときは, $\inf A = -\infty$ と書く.

$\Box$

∵ A が上に有界なとき, A の上界のなす集合を S とすると, $S \cup S^c = \mathbb{R}$, と $S^c < S$ が成り立つ. よって, (S^c, S) は $\mathbb{R}$ の切断であり, 実数の完備性より $\max S^c$ か $\min S$ の一方だけが存在する. $\max S^c = s$ が存在すると仮定すると, s は上界ではないから, ある $a \in A$ について $s < a$ が成り立ち, 定理 1.1 より $s < b < a$ なる b が存在する. $b < a$ は $b \in S^c$ を意味するので, $s < b < a$ は $\max S^c = s$ という最初の仮定と矛盾する. よって, $\min S = \sup A$ が存在する. A が下に有界なときの, $\inf A$ の存在も同様に示せる.

$\Box$

上限, 下限について次の定理が得られる.

定理 1.4 集合 $A \subset \mathbb{R}$ が有限な上限 $s = \sup A$ を持つとき, 以下の (i) と (ii) が成り立つ.
(i) 任意の $a \in A$ に対して $a \le s$.
(ii) 任意の $\varepsilon > 0$ に対して $s - \varepsilon < a$ をみたす $a \in A$ が存在する.
逆に (i) と (ii) をみたす有限な s が存在するならば, $s = \sup A$ である. また, 集合 $A \subset \mathbb{R}$ が有限な下限 $s' = \inf A$ を持つとき, 以下の (i') と (ii") が成り立つ.
(i') 任意の $a \in A$ に対して $a \ge s'$.
(ii') 任意の $\varepsilon > 0$ に対して $a < s' + \varepsilon$ をみたす $a \in A$ が存在する.
逆に (i') と (ii') をみたす有限な s' が存在するならば, $s' = \inf A$ である.

$\Box$

∵ 上限について定理を示す. A が有限な上限 s をもつならば, s は上界でもあるので (i) の成立は明らかである. また, s は最小の上界なので (ii) が成立しなければならない. 逆の成立も明らかである. 下限についても同様に示せる.

$\Box$

上限や下限は, 1.6 節において正の実数の実数乗や対数の定義する際に用いられる. 次の定理も有用である.

定理 1.5 任意の $a, b > 0$ に対して, $na > b$ となる $n \in \mathbb{N}$ が存在する.

$\Box$

∵　定理が成り立たないと仮定すると，b は集合 $S = \{na \,|\, n \in \mathbb{N}\}$ の上界となり，有限な $s = \sup S$ が存在することになる．すると，定理 1.4 の (ii) より，$\varepsilon = a$ とするときに $s - a < ma\ (m \in \mathbb{N})$ をみたす $ma \in S$ が存在しなければならない．しかし，これは $s < (m+1)a \in S$ をみたす $m+1 \in \mathbb{N}$ の存在を意味し，S が有界と仮定したことと矛盾する． □

定理 1.5 で $a = \varepsilon$，$b = 1$ とおくことで，0 に近い任意の $\varepsilon > 0$ に対して，$0 < 1/n < \varepsilon$ をみたす $n \in \mathbb{N}$ が必ずあることがわかる[12]．定理 1.1 と定理 1.5 から，次の系[13]が得られる．

系 1.1　$a < b$ をみたす任意の実数 a と b に対して，$a < c < b$ をみたす有理数 c は無限個存在する．また，$a < c' < b$ をみたす無理数 c' も無限個存在する． □

∵　$d = b - a\,(> 0)$ とおくと，正の有理数 q と正の無理数 r を任意に選ぶとき，定理 1.5 により $\ell d > q$ と $md > r$ をみたす $\ell, m \in \mathbb{N}$ が存在し，それらは明らかに無限個存在する．これらの不等式から，$a < a + q/\ell < b$ と $a < a + r/m < b$ が得られるので，系が成り立つ． □

1.4　関数（一般の枠組み）

　小中高を通じて関数といえば，ほぼ例外なしで数値を代入すればそれに応じた（別の）数値が一つ定まる対応のことと考えてきたのではないだろうか．実際には，関数の概念は，より一般的な状況下で考えることができる．例えば，文字列に対して（別の）文字列が一つ定まるような規則も関数として捉えられる場合がある．本節は，そのような想定も取り込んだ一般の枠組みで関数の基本を確認する[14]．

関数

2 つの集合 A と B を考える．本節では A や B が $\mathbb{R}$ の部分集合である必要はない．任意の $a \in A$ に対して，$b \in B$ がただ一つ定まる規則があるとき，その規則を A から B への関数と呼び[15]，$f : A \to B$ と表す．また，関数 $f : A \to B$ によって $a \in A$ に対して $b \in B$ が定まることを，$b = f(a)$ と表す．前記 2 つの表現の折衷のような形として，$f : a \in A \mapsto b \in B$ も用いられる[16]．

定義域，終域，値域

関数 $f : A \to B$ において，A を定義域と呼び，B を終域と呼ぶ．B の任意の要素が必ず A の要素と対応しているわけではない．$b = f(a)\ (a \in A)$ と表せる B の要素のなす集合

$$f(A) = \{f(a) \,|\, a \in A\} \quad (\subset B) \tag{1.31}$$

---

[12] 例 2.4 の $s = -1$ の場合，すなわち，$\lim_{n \to \infty} 1/n = 0$ を意味する．
[13] 定理からただちに得られるような命題を系と呼ぶ．
[14] 「関数とは『グラフ』のこと」などのありがちな勘違いを解く機会になることも期待している．
[15] 写像と呼ぶこともあるが，本書では関数を用語として用いる．
[16] この表現の矢印は，始点に短い縦線が付いていることに注意してほしい．

を f の値域と呼ぶ[17].

全射

関数 $f : A \to B$ について，$f(A) = B$ が成り立つとき，f を全射という．

単射

関数 $f : A \to B$ について，$a_1 \neq a_2$ をみたす任意の $a_1, a_2 \in A$ に対して $f(a_1) \neq f(a_2)$ が成り立つとき，f を単射という．

全単射

関数 $f : A \to B$ が全射かつ単射であるとき，f を全単射という．

合成関数

関数 $f : A \to B$ と $g : C \to D$ について，$f(A) \subset C$ が成り立っているとする．このとき，f を用いて各 $a \in A$ に対してただ一つ定まる $f(a)$ は $f(a) \in f(A) \subset C$ をみたすので，さらに g を用いて $f(a)$ に対して $g(f(a)) \in D$ をただ一つ定めることができる．よって，各 $a \in A$ に対して $g(f(a)) \in D$ を定める規則は関数である．これを f と g の合成関数と呼び，$g \circ f : A \to D$ と表す．すなわち，

$$(g \circ f)(a) = g(f(a)) \quad (a \in A) \tag{1.32}$$

である．

逆関数

関数 $f : A \to B$ が全単射であるとする．f は全射であるから，任意の $b \in B$ は，ある $a \in A$ によって $b = f(a)$ と表せている．さらに f は単射でもあるから，各 $b \in B$ に対して $b = f(a)$ となるような $a \in A$ はただひとつである．よって，任意の $b \in B$ に対して $b = f(a)$ となるようなただひとつの $a \in A$ が定まる規則は関数である．この関数を $f : A \to B$ の逆関数と呼び，$f^{-1} : B \to A$ と表す．以上の議論から，全単射でない関数 $f : A \to B$ に対して，逆関数が存在しないことも容易にわかる．次の定理が得られる．

定理 1.6　関数 $f : A \to B$ に対して逆関数 $f^{-1} : B \to A$ が存在するのは，f が全単射のときであり，そのときに限る．f と f^{-1} について

$$(f^{-1} \circ f)(a) = f^{-1}(f(a)) = a \quad (a \in A), \tag{1.33}$$

$$(f \circ f^{-1})(b) = f(f^{-1}(b)) = b \quad (b \in B) \tag{1.34}$$

が成り立つ．

□

系 1.2　関数 $f : A \to B$ に逆関数 $f^{-1} : B \to A$ が存在するとき，$f^{-1} : B \to A$ にも逆関数が存在し，それは $f : A \to B$ である．

□

---

[17] f による A の像と呼ぶこともある．

1.5 1 変数関数

前節の関数の一般の枠組みを基礎にして，本節では関数 f の定義域 A も終域 B も $\mathbb{R}$ あるいはその部分集合である場合を考える．すなわち，実数 $a \in A (\subset \mathbb{R})$ に対して，f によって実数 $f(a) \in B (\subset \mathbb{R})$ がただ一つ定まる場合である．このとき，f が定義域を A とし終域を B とする関数であること，あるいは $x \in A$ に対して $f(x) \in B$ が対応していることを，

$$f : A \to B \quad \text{あるいは} \quad f : x \in A \mapsto f(x) \in B \tag{1.35}$$

と書く[18]．$f(x)$ という書き方において，x は A の要素であれば自由に変えられるという意味で独立変数といわれる．このような f は実 1 変数実数値関数と呼ばれる，本書では他と混同するおそれが少ないので単に 1 変数関数と呼ぶ．1 変数関数を考えるときに，終域として $\mathbb{R}$ の部分集合 B を強調して提示する必要が特にないならば，(1.35) の B を $\mathbb{R}$ に置き換えた表現

$$f : A \to \mathbb{R} \quad \text{あるいは} \quad f : x \in A \mapsto f(x) \in \mathbb{R} \tag{1.35$'$}$$

が用いられる．以後，1 変数関数を表すときには，独立変数をつけた形 $f(x)$ と，つけない形 f を適宜使い分ける．$x \in A$ が変化すると $f(x) \in B$ もまた変化する．その意味で，$y = f(x)$ で定まる y もまた変数であるが，x に応じて変化するという意味で従属変数といわれる．

1 変数関数に対しても，定義域，終域，値域，全射，単射，全単射などの用語や，合成関数，逆関数等の概念は，前節の A や B が $\mathbb{R}$ の部分集合であるとしてそのまま通用する．

1 変数関数 $f(x)$ においては，x や $f(x)$ が実数値をとることから，それらについて大小の比較ができる．そこで，逆関数が存在するための十分条件として関数の狭義単調性が得られる．

定義 1.4　区間 I 上の関数 $f(x)$ が狭義単調減少であるとは，$x_1 < x_2$ をみたす任意の $x_1, x_2 \in I$ に対し，$f(x_1) > f(x_2)$ が成り立つときをいう．また，区間 I 上の関数 $f(x)$ が狭義単調増加であるとは，$x_1 < x_2$ をみたす任意の $x_1, x_2 \in I$ に対し，$f(x_1) < f(x_2)$ が成り立つときをいう．狭義単調減少または狭義単調増加のいずれかが成り立っている関数を狭義単調関数という．

□

注意 1.3　「狭義」なしの単調減少とは，$x_1 < x_2$ をみたす任意の $x_1, x_2 \in I$ について $f(x_1) \geq f(x_2)$ が成り立つときをいう．また，「狭義」なしの単調増加は，$x_1 < x_2$ をみたす任意の $x_1, x_2 \in I$ について $f(x_1) \leq f(x_2)$ が成り立つときをいう．

□

さて，区間 I 上の狭義単調関数 f の終域を値域 $f(I)$ に等しくとれば，$f : I \to f(I)$ は全射である．また，定義 1.4 より f は単射であるので，狭義単調関数 $f : I \to f(I)$ は全単射である．定理 1.6 により，次の定理が得られる．

---

[18] 2 つめの書き方では，矢印の始点に短い縦線があることに注意.

定理 1.7 区間 I 上の関数 $f : I \to f(I)$ が狭義単調ならば，逆関数 $f^{-1} : f(I) \to I$ が存在する．

$\square$

1変数関数（実1変数実数値関数）$f : A \to B$ に関しては，$f(x) \in B \subset \mathbb{R}$ について四則演算ができる．これを利用して，定義域（$= A$）が共通する2つの1変数関数 f と g について，関数の四則演算 $f + g$，$f - g$，fg，f/g，および関数 f の実数倍 λf（$\lambda \in \mathbb{R}$）を定義できる．

定義 1.5 定義域を $A(\subset \mathbb{R})$ とする2つの1変数関数 f と g について，それらの和 $f + g$，差 $f - g$，積 fg，商 f/g および実数倍 λf（$\lambda \in \mathbb{R}$）を

$$(f + g)(x) = f(x) + g(x) \quad (x \in A), \quad (f - g)(x) = f(x) - g(x) \quad (x \in A),$$

$$(fg)(x) = f(x)g(x) \quad (x \in A), \qquad \left(\frac{f}{g}\right)(x) = \frac{f(x)}{g(x)} \quad (x \in A, g(x) \neq 0) \tag{1.36}$$

$$(\lambda f)(x) = \lambda(f(x)) \quad (\lambda \in \mathbb{R}, x \in A)$$

で定義する．

$\square$

1.6 べき乗関数，指数関数，対数関数，三角関数

本節では，高校数学ですでに扱ってきた，べき乗関数，指数関数，対数関数，三角関数に関する基礎事項を確認し，さらに逆三角関数を導入する．それと並行して，これらの関数を大学の基礎数学の観点から見直してみる．

1.6.1 正の実数の実数乗

高等学校の数学では，「正の実数の実数乗」の存在を疑わず，あたりまえに存在するとして使ってきた．正の実数 c の自然数（$= n$）乗 c^n は，n 個の c を次々掛け算すれば自然に得られる．しかし，これを素朴に真似て「c の π 乗とは『π 個の c を次々掛けて得られる数』」と言われて素直に頷けるだろうか．ここでは，正の実数の自然数乗から概念の拡張を経て正の実数の実数乗に到る概要を紹介する．

(1) 正の実数の自然数乗

正の実数 c と自然数 n を考える．c の n 乗とは，n 個の c の積のことをいい，c^n と表す．正の実数の自然数乗については，

$$c^{n_1} c^{n_2} = c^{n_1 + n_2}, \quad (c^{n_1})^{n_2} = c^{n_1 n_2} \quad (c > 0, n_1, n_2 \in \mathbb{N})$$
$$(c_1 c_2)^n = c_1^n c_2^n \quad (c_1. c_2 > 0, n \in \mathbb{N}) \tag{1.37}$$

が成り立つことは，式の両辺に何個の c，c_1 あるいは c_2 が現れるかを考えれば容易にわかる．

(2) 正の実数の整数乗

正の実数 c について，$c^0 = 1$ と定義し，c の負の整数乗を

$$c^{-n} = \frac{1}{c^n} \quad (c > 0, n \in \mathbb{N}) \tag{1.38}$$

と定めることで，c の整数乗を定義する．こうして定義された正の実数の整数乗に関しても，(1.37) において $n_1, n_2, n \in \mathbb{N}$ を $z_1, z_2, z \in \mathbb{Z}$ に置き換えた式が成り立つ．

(3) 正の実数の有理数乗

正の実数の有理数乗まで考えを広げるには，正の実数 c の n 乗根（$n \in \mathbb{N}$）が必要となるが，$n \geq 2$ の場合には，その存在は以下の「寄り道」に書いたように，「当たり前」とはいえない[19]．

> ── 寄り道 ──
>
> 「$c^{1/n}$ とは $x^n = c$ をみたすただ一つの正の x の値に決まってるではないか」と思う読者が多数派だろう．そのような $c^{1/n}$ があるならば，ただ一つであることは，$x^n - (c^{1/n})^n$ の因数分解から直ちにわかる．問題は，x を $x > 0$ の範囲で動かすとき，x^n が「切れ目なく」正の実数をすべて実現しているのかが未確認なことである．これに対し，「$y = x^n$ のグラフを描けば切れ目がないことは一目瞭然ではないか」と主張するかもしれないが，ちょっと立ち止まってほしい．「切れ目のないグラフを描ける」の主張は，「すべての $c > 0$ に対して，$x^n = c$ をみたす x（> 0）が存在すること」が前提になっているので，堂々巡りである．以下では，証明を全て付けて完全な確認をするわけではないが，「『実数の完備性』に基づくと，こういう議論になるのだな」と感じ取ってもらえれば十分と思う．

まず，$c > 0$ に対して，$x^n < c$ をみたす正の実数 x の集合

$$A_n(c) = \{x > 0 \,|\, x^n < c\} \quad (c > 0, n \in \mathbb{N}) \tag{1.39}$$

を考える．$A_n(c)$ は上に有界であるので[20]，定理 1.3 より $\sup A_n(c)$（有限値）が存在する．$\sup A_n(c)$ は $(\sup A_n(c))^n = c$ をみたすので[21]，任意の $c > 0$ について n 乗根 $c^{1/n}$ の存在が確認される．

定義 1.6 n を自然数とするとき，$c > 0$ の n 乗根 $c^{1/n}$ とは

$$c^{1/n} = \sup A_n(c) \quad (n \in \mathbb{N}) \tag{1.40}$$

で定まる正の実数である．$c > 0$ の n 乗根には，$\sqrt[n]{c}$ という表記もある．

□

c の n 乗根を利用して，正の実数の有理数乗が次のように定義される．

---

[19] 実数の性質（順序，四則演算，完備性）を前提知識とするならば，現時点で「当たり前」とはいえないという意味である．なお，$n = 1$ のときは，c の n 乗根としての $c^{1/1}$ と整数乗としての c^1 は矛盾なく一致する．

[20] 補遺 1.7.3 を参照せよ．

[21] 補遺 1.7.4 を参照せよ．

定義 1.7　$c > 0$ の有理数乗 $c^q \ (q \in \mathbb{Q})$ は，q を $q = z/n \ (z \in \mathbb{Z}, \ n \in \mathbb{N})$ と表すとき，

$$c^q = (c^{\frac{1}{n}})^z \tag{1.41}$$

で定まる実数のことである.

□

注意 1.4　有理数 $q \in \mathbb{Q}$ に対する分数表現 $q = z/n \ (z \in \mathbb{Z}, \ n \in \mathbb{N})$ は一通りではない
が，どの表現を用いても (1.41) で唯一の実数 c^q が確定する. 実際，異なる二つの分数表現
$q = z/n = z'/n' \ (n, n' \in \mathbb{N}, n < n', z, z' \in \mathbb{Z})$ を考えるとき，$\{(c^{1/n})^z)\}^{nn'} = \{(c^{1/n'})^{z'}\}^{nn'}$
が成り立つので，$(c^{1/n})^z = (c^{1/n'})^{z'}$ である.

□

こうして定義された正の実数の有理数乗に関して，(1.37) において $n_1, n_2, n \in \mathbb{N}$ を $q_1, q_2, q \in \mathbb{Q}$
に置き換えた式

$$c^{q_1} c^{q_2} = c^{q_1 + q_2}, \quad (c^{q_1})^{q_2} = c^{q_1 q_2} \quad (c > 0, \ q_1, q_2 \in \mathbb{Q})$$
$$(c_1 c_2)^q = c_1^q c_2^q \quad (c_1, c_2 > 0, \ q \in \mathbb{Q}) \tag{1.42}$$

が成り立つ[22].

(4) 実数の実数乗 (無理数乗の定義)

正の実数の実数乗の定義に到るには，正の実数の無理数乗をさらに定める必要がある. まず，
実数 $c \geq 1$ と実数 r から定まる集合

$$B_r(c) = \{c^q \,|\, q \in \mathbb{Q}, q \leq r\} \quad (c \geq 1, r \in \mathbb{R}) \tag{1.43}$$

を考える. 特に，$r = \tilde{q} \in \mathbb{Q}$ のとき，$\sup B_r(c) = c^{\tilde{q}}$ である. また，$B_r(1) = \{1\}$ である.
$r < q'$ をみたす有理数 q' を一つ選んで固定するとき，$q \leq r$ をみたす任意の有理数について
$c^q < c^{q'}$ が成り立つから，$B_r(c)$ は上に有界である. よって，定理 1.3 より有限な上限 $\sup B_r(c)$
が存在する. $\sup B_r(c)$ を用いて，正の実数の実数乗の定義が完成する.

定義 1.8　正の実数 c と実数 r に対し，c の実数乗 c^r を以下のように定義する.

$$c^r = \begin{cases} \sup B_r(c) & (c \geq 1), \\ \dfrac{1}{\sup B_r(1/c)} & (0 < c < 1). \end{cases} \tag{1.44}$$

□

正の実数の自然数乗から正の実数の実数乗への以上のような拡張を経て，正の実数の実数乗
について以下の (1.45) から (1.47) が成り立つ[23].

$$c^{r_1} c^{r_2} = c^{r_1 + r_2} \quad (c > 0, \ r_1, r_2 \in \mathbb{R}), \tag{1.45}$$

---

[22] 補遺 1.7.5 に，(1.42) の第 1 式の証明を置く. 他の証明は割愛する.
[23] 補遺 1.7.6 に，$c > 1$ の場合の (1.45) の証明を置く. 他の証明は割愛する.

$$(c^{r_1})^{r_2} = c^{r_1 r_2} \quad (c > 0, \, r_1, r_2 \in \mathbb{R}), \tag{1.46}$$

$$(c_1 \, c_2)^r = c_1^r c_2^r \quad (c_1, c_2 > 0, \, r \in \mathbb{R}). \tag{1.47}$$

1.6.2 べき乗関数

実数 $r \, (\neq 0)$ を任意に固定するとき, 任意の $x > 0$ に対して x^r を対応させる関数 $f(x) = x^r$ を, べき指数 r のべき乗関数という.

注意 1.5 べき指数 r のべき乗関数の定義域は, r が自然数ならば $\mathbb{R}$ まで, r が負の整数ならば $\mathbb{R} - \{0\}$ まで, $r = 1/n \, (n \in \mathbb{N}:奇数)$ ならば $\mathbb{R}$ まで拡張できる.

□

定理 1.8 べき指数 r の正負に応じて, べき乗関数 $f(x) = x^r \, (x > 0)$ ついて, 以下の狭義単調性が成り立つ.

(i) $r > 0$ のとき狭義単調増加. すなわち,

$$(0 <) x_1 < x_2 \quad \text{ならば} \quad x_1^r < x_2^r. \tag{1.48}$$

(ii) $r < 0$ のとき狭義単調減少. すなわち,

$$(0 <) x_1 < x_2 \quad \text{ならば} \quad x_1^r > x_2^r. \tag{1.49}$$

□

1.6.3 指数関数

$a > 0$ を任意に固定するとき, $x \in \mathbb{R}$ に対して a^x を対応させる関数 $f(x) = a^x$ を, 底が a の指数関数という.

指数関数の計算則

(1.45) と (1.46) から, $f(x) = a^x$ について以下が成り立つ.

$$a^0 = 1, \quad a^x a^{x'} = a^{x+x'}, \quad (a^x)^{x'} = a^{xx'}. \tag{1.50}$$

定理 1.9 底 a と 1 の大小に応じて, 指数関数 $f(x) = a^x$ について, 以下の狭義単調性が成り立つ.

(i) $a > 1$ のとき狭義単調増加. すなわち,

$$x_1 < x_2 \quad \text{ならば} \quad a^{x_1} < a^{x_2}. \tag{1.51}$$

(ii) $0 < a < 1$ のとき狭義単調減少. すなわち,

$$x_1 < x_2 \quad \text{ならば} \quad a^{x_1} > a^{x_2}. \tag{1.52}$$

□

例 1.2 薬学では, 例2.9で導入されるネイピアの定数 e を底とする指数関数が頻出する. 例えば, 微生物や細菌の増殖では, ある時点の個体数 A から時間が t 経過したときの個体数 $x(t)$ が, $x(t) = Ae^{\kappa t}$ (A, κ：正定数) と表されるモデルがしばしば現れる. A は初期個体数, κ は比増殖度と呼ばれる. また, Part 2 の 7 章では, 投与薬物の血中濃度について 1 次反応系と呼ばれる濃度変化モデルを表す微分方程式を扱うが, 経過時間を t とするときの解は, $x(t) = Ae^{-Kt}$ ($A, K > 0$：正定数) となる. A は初期濃度, K は消失速度定数と呼ばれる.

$\square$

1.6.4 対数

$a, b > 0$ を任意に与えるとき, a を底とする b の対数 $\log_a b$ とは,

$$a^{\log_a b} = b \tag{1.53}$$

をみたす唯一の実数のことをいう[24]. しかし, 任意の $a, b > 0$ に対して, $\log_a b$ の存在がそれほど自明ではないことは, 1.6.1 小節における正の実数の実数乗の導入経過からも想像できるであろう[25]. 以下, 対数 $\log_a b$ の存在の概要を提示する.

任意の $a > 1$ と $b > 0$ に対して, 集合

$$L_a(b) = \{t \in \mathbb{R} \mid a^t < b\} \quad (a > 1, b > 0) \tag{1.54}$$

を考える. $L_a(b)$ は上に有界であるから[26], 定理 1.3 より有限な上限 $\sup L_a(b)$ が存在する. $\sup L_a(b)$ は $a^{\sup L_a(b)} = b$ をみたす[27]. すなわち, $a > 1$ と $b > 0$ のとき, $\sup L_a(b)$ が対数 $\log_a b$ を与えるので, 次の定理が得られる.

定理 1.10 底を $a > 0$ とする $b > 0$ の対数 $\log_a b$ とは, (1.54) の $L_a(b)$ を用いて,

$$\log_a b = \begin{cases} -\sup L_{\frac{1}{a}}(b) & (0 < a < 1), \\ \sup L_a(b) & (a > 1) \end{cases} \tag{1.55}$$

で定まる実数である. 対数 $\log_a b$ は, (1.53) をみたすただ一つの実数である.

$\square$

対数の計算則

指数関数の計算則 (1.50) と対数の定義式 (1.53) から, 対数についての計算則

$$\log_a 1 = 0, \quad \log_a bc = \log_a b + \log_a c, \quad \log_a b^p = p \log_a b \quad (a, b, c > 0, p \in \mathbb{R}) \tag{1.56}$$

が導き出される. さらに, 底の変換公式

$$\log_a b = \frac{\log_c b}{\log_c a} \quad \text{同じことだが} \quad \log_a b = \log_a c \log_c b \quad (a, b, c > 0) \tag{1.57}$$

---

[24] 高校数学では, そのようにさらっと書かれていると思う.
[25] 存在すれば, ただ一つだけということは, 指数関数の狭義単調性から明らか.
[26] 補遺 1.7.7 を参照せよ.
[27] 補遺 1.7.8 を参照せよ.

も得られる.

問題 1.1　(1.50) と (1.53) から, (1.56) と (1.57) を導出せよ.

自然対数と常用対数

薬学とその周辺には, 対数に関わる事項が少なくない. 実用で頻出するのは, 例 2.9 で詳しく述べるネイピアの定数 e を底とする自然対数と, 10 を底とする常用対数である. 数学では, $a\,(>0)$ に対する自然対数は底 e を省略して $\log a$ のように表し, 常用対数は底 10 を明示して $\log_{10} a$ のように表す. 自然対数に対しては, $\ln a$ という表記法も用いられる.

1.6.5　対数関数

$a > 0$ を任意に固定するとき, $x > 0$ に対して $\log_a x$ を対応させる関数 $f(x) = \log_a x$ を, a を底とする対数関数という. 繰り返しの注意になるが, 数学ではネイピアの定数 e を底とする対数関数は, 底 e を省略して $f(x) = \log x$ と表し, 常用対数を与える対数関数は底 10 を明示して $f(x) = \log_{10} x$ と表す. 指数関数の狭義単調性に関する定理 1.9 と表裏一体で, 対数関数についても次の定理が得られる.

定理 1.11　$a > 0$ を底とする対数関数 $f(x) = \log_a x\,(x > 0)$ について, 以下の狭義単調性が成り立つ.

(i)　$a > 1$ のとき狭義単調増加. すなわち,

$$(0 <)\,x_1 < x_2 \quad \text{ならば} \quad \log_a x_1 < \log_a x_2. \tag{1.58}$$

(ii)　$0 < a < 1$ のとき狭義単調減少. すなわち,

$$(0 <)\,x_1 < x_2 \quad \text{ならば} \quad \log_a x_1 > \log_a x_2. \tag{1.59}$$

□

定理 1.9 と定理 1.10 から, 指数関数と対数関数は互いに他方の逆関数になっていることがわかる. 実際, 指数関数 $y = f(x) = a^x$ について定理 1.9 が成り立つから指数関数は単射である. また, 定理 1.10 から指数関数が全射であることもわかるから, 指数関数 $y = f(x) = a^x$ は全単射となり逆関数 $x = f^{-1}(y)$ が存在する. そして, $f^{-1}(y)$ は定理 1.10 から, $f^{-1}(y) = \log_a y$, すなわち対数関数であることがわかる. さらに, 系 1.2 を用いると次が得られる.

定理 1.12　a を正の実数とするとき, 底 a の指数関数の逆関数は底 a の対数関数である. 逆に, 底 a の対数関数の逆関数は底 a の指数関数である.

□

例 1.3 (半減期)　薬物動態学においては, 半減期と呼ばれる時間間隔が薬物投与のタイミングの目安として重要である. 例 1.2 で紹介した投与薬物の血中濃度 $x(t)$ が $x(t) = Ae^{-Kt}$

$(A, K > 0：定数)$ で変化する場合（1 次反応系）を考える．$x(t)$ は狭義単調減少であり，$x(t+T) = x(t)/2$ となるような $T(> 0)$ を半減期を見出される．実際，両辺の対数をとれば，$T = (\log 2)/K$ が容易に得られる．近似値 $\log 2 = 0.6931$ を用いると，半減期 T は $T = 0.6931/K$ とも表せる．これが，0.6931 が 1 次反応系の半減期の記述において現れる理由である[28]．放射性同位元素の崩壊においても，半減期は重要な概念である．

□

例 1.4 (片対数グラフ)　関数 $y = f(x)$ $(f(x) > 0)$ が与えられたとき，よこ軸に x，たて軸に $\log y$ をとって描かれるグラフを「関数 $y = f(x)$ の片対数グラフ」という．例えば，関数 $y = e^{ax+b}$ の片対数グラフは，傾きが a で切片が b の直線になる．

□

例 1.5 (片対数プロット，指数則)　2 つの変量 (X, Y) について，n 個のデータ (X_1, Y_1)，$(X_2 Y_2)$，$\cdots$，(X_n, Y_n) が得られているとする．よこ軸が X で，たて軸が $\log Y$ を表す平面の点として，これら n 個のデータを表現したものを片対数プロットという．(X_1, Y_1)，$(X_2 Y_2)$，$\cdots$，(X_n, Y_n) の片対数プロットが，ある 1 本の直線の近くに集まっているように見える場合には，2 つの変量 X と Y の間に指数則と呼ばれる関係 $Y = e^{aX+b}$ が成立すると「推察」する．a と b の値の「推定」や，「指数則と推察する」ことの妥当性の検証などは統計学の問題である．

□

例 1.6 (両対数グラフ)　関数 $y = f(x)$ $(f(x) > 0)$ が与えられたとき，よこ軸に $\log x$，たて軸に $\log y$ をとって描かれるグラフを「関数 $y = f(x)$ の両対数グラフ」という．例えば，関数 $y = cx^d$ $(c > 0)$ の片対数グラフは，傾きが d で切片が $\log c$ の直線になる．

□

例 1.7 (両対数プロット，べき乗則)　2 つの変量 (X, Y) について，n 個のデータ (X_1, Y_1)，$(X_2 Y_2)$，$\cdots$，(X_n, Y_n) が得られているとする．よこ軸が $\log X$ で，たて軸が $\log Y$ を表す平面の点として，これら n 個のデータを表現したものを両対数プロットという．2 つの変量 (X, Y) について取得した n 個のデータ (X_1, Y_1)，$(X_2 Y_2)$，$\cdots$，(X_n, Y_n) の両対数プロットが，ある 1 本の直線の近くに集まっているように見える場合に，2 つの変量 X と Y の間にべき乗則と呼ばれる関係 $Y = cX^d$ が成立すると「推察」する．c と d の値の推定や，「べき乗則と推察する」ことの妥当性の検証などは統計学の問題である．

□

---

[28] 対数の最低限の基礎知識がなければ，理由もわからずに丸暗記に頼る面倒くさい公式なってしまう．そうならないように，対数については，最低限でもここに書かれていることは身に着けて欲しい．

例 1.8 (pH：水素イオン指数)　水溶液の酸性・アルカリ性の度合いを表す pH という数値は, 高校化学でもおなじみのものである. pH は水素イオンの活量 a_{H^+} を用いて, $-\log_{10} a_{H^+}$ で定義される. 希薄溶液については, a_{H^+} を水素イオン濃度 $[H_+]$ (mol/L) で近似できるので, pH は近似的に $-\log_{10}[H_+]$ と表せる.

$\square$

1.6.6　三角関数

(x, y) を座標とする平面を考え, 原点 O を中心とする半径 1 の円 C（単位円）を考える. 単位円 C 上に点 P をとり, 半直線 OP が x 軸の正方向となす反時計回り（左回り）を正とする一般角（単位：ラジアン）を θ とする. この θ に対して, P の x 座標の値を対応させる関数を $\cos\theta$ と表し, y 座標の値を対応させる関数を $\sin\theta$ と表す（図 1.1 参照）. さらに, $\theta \neq \pi/2 + n\pi$ ($n \in \mathbb{Z}$) に対して $\tan\theta$ を, $\tan\theta = \sin\theta/\cos\theta$ で定める. 図 1.1 さえ頭に入れておけば, 代

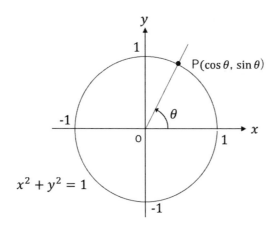

図 1.1　単位円上の点と三角関数

表的な角度 θ に対する三角関数の数値, あるいはその逆の対応（つまり逆三角関数の値）などで困ることはないであろう. また, 関係式

$$\sin^2\theta + \cos^2\theta = 1 \tag{1.60}$$

の成立も, 図 1.1 から明らかである.

加法公式

三角関数に関する種々の計算の基礎となる公式である加法公式を提示しておく.

$$\cos(a \pm b) = \cos a \cos b \mp \sin a \sin b \quad （複号同順） \tag{1.61}$$

$$\sin(a \pm b) = \sin a \cos b \pm \cos a \sin b \quad （複号同順） \tag{1.62}$$

問題 1.2 (1.60), (1.61), (1.62) を用いて，tan の加法公式，2 倍角の公式，半角の公式

$$\tan(a \pm b) = \frac{\tan a \pm \tan b}{1 \mp \tan a \tan b} \quad (\text{複号同順}),$$

$$\cos 2\theta = \cos^2 \theta - \sin^2 \theta, \quad \sin 2\theta = 2\sin\theta\cos\theta,$$

$$\cos^2 \frac{\theta}{2} = \frac{1 + \cos\theta}{2}, \quad \sin^2 \frac{\theta}{2} = \frac{1 - \cos\theta}{2},$$

および，

$$\cos a \cos b = \frac{\cos(a-b) + \cos(a+b)}{2}, \quad \sin a \sin b = \frac{\cos(a-b) - \cos(a+b)}{2},$$

$$\sin a \cos b = \frac{\sin(a+b) + \sin(a-b)}{2}, \quad \cos a \sin b = \frac{\sin(a+b) - \sin(a-b)}{2}$$

を導出せよ.

1.6.7 逆三角関数

三角関数がある値をとるとき，その値を実現する角度を知る問題は，力学をはじめとして実用上，応用上重要である．この問題は，角度が与えられたときに三角関数の値を知る問題の逆の問いであるから，いわば三角関数の「逆関数」を知る問題といえる．しかし，$\sin\theta$ と $\cos\theta$ は，任意の $\theta \in \mathbb{R}$ に対して，$\sin(\theta + 2\pi) = \sin\theta$, $\cos(\theta + 2\pi) = \cos\theta$ をみたすから[29] 単射ではない．したがって，定義域を $\mathbb{R}$ とする場合には $\sin\theta$ や $\cos\theta$ には逆関数は存在しないので，何らかの工夫が必要である．$\tan\theta$ についても同様である．ここで，高等学校で一度は解いたであろう形の問題「$\sin\theta = 1/2$ をみたす θ を $0 \le \theta \le 2\pi$ の範囲で求めよ．」を考えよう．答えはもちろん $\theta = \pi/6, 5\pi/6$ の二つであるが，「θ の範囲指定を変更すれば解の個数が変わることがある」と気づいた人も少なくないであろう．例えば，θ の範囲が無制限ならば $\theta = \pi/6 + 2n\pi, 5\pi/6 + 2n\pi$ $(n \in \mathbb{Z})$ のように無限個の解が得られる．一方，$-\pi/2 \le \theta \le \pi/2$ の範囲ならば $\theta = \pi/6$ がただ一つの解である．これらの考察から，三角関数の定義域（θ の範囲）をあらかじめ適切に制限すれば，求めたい θ がただ一つ決まると期待できる．

1 変数関数に逆関数が存在するための十分条件として狭義単調性を提示している定理 1.7 を思い出せば，三角関数の定義域を関数が狭義単調関数になっているような区間に制限し，終域を（制限された定義域に対する）値域に一致させれば，三角関数の逆関数が構成できることになる．以下，$\sin x$, $\cos x$, $\tan x$ に対して，定義域と終域の制限によって逆関数を構成する．

$y = f(x) = \sin x$ の場合を考える．$y = \sin x$ のグラフ（図 1.2 左）を見ると，閉区間 $I = [-\pi/2, \pi/2]$ において，$y = \sin x$ は狭義単調増加であることが容易にわかる．このとき値域は $f(I) = [-1, 1]$ であって，x を制限しないときに $f(x) = \sin x$ が取りうるすべての値をカバーしている．すなわち，$f(I) = f(\mathbb{R})$ である．したがって，定理 1.7 により，$f : [-\pi/2, \pi/2] \to [-1, 1]$ には，逆関数 $f^{-1} : [-1, 1] \to [-\pi/2, \pi/2]$ が存在する．$f^{-1}(y)$ を $\arcsin y$ と表す．

---

[29] 周期 2π の周期関数である.

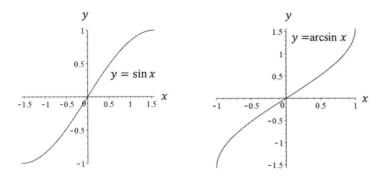

図 1.2　$y = \sin x$ と $y = \arcsin x$

$y = f(x) = \cos x$ の場合も同様に考える. $y = \cos x$ のグラフ（図 1.3 左）を見ると, 閉区間 $I = [0, \pi]$ において, $y = \cos x$ は狭義単調減少であることが容易にわかる. このとき値域は $f(I) = [-1, 1]$ であって, x を制限しないときに $f(x) = \cos x$ が取りうるすべての値をカバーしている. すなわち, $f(I) = f(\mathbb{R})$ である. したがって, 定理 1.7 により, $f : [0, \pi] \to [-1, 1]$ には, 逆関数 $f^{-1} : [-1, 1] \to [0, \pi]$ が存在する. $f^{-1}(y)$ を $\arccos y$ と表す.

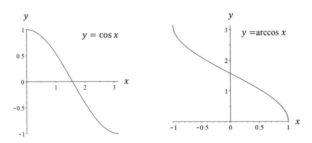

図 1.3　$y = \cos x$ と $y = \arccos x$

最後に, $y = f(x) = \tan x$ の場合を考える. $y = \tan x$ のグラフ（図 1.4 左）を見ると, 開区間 $I = (-\pi/2, \pi/2)$ において, $y = \tan x$ は狭義単調増加であることが容易にわかる. このとき値域は $f(I) = (-\infty, \infty) = \mathbb{R}$ であって, x に $x \neq \pi/2 + n\pi$ $(n \in \mathbb{Z})$ 以外の制限なしで $f(x) = \tan x$ が取りうるすべての値をカバーしている. したがって, 定理 1.7 により, $f : (-\pi/2, \pi/2) \to \mathbb{R}$ には, 逆関数 $f^{-1} : \mathbb{R} \to (-\pi/2, \pi/2)$ が存在する. $f^{-1}(y)$ を $\arctan y$ と表す.

例 1.9

(1) $\arccos(-\dfrac{1}{2}) = \dfrac{2\pi}{3}$　　(2) $\arcsin(\dfrac{\sqrt{2}}{2}) = \dfrac{\pi}{4}$　　(3) $\arctan(-\sqrt{3}) = -\dfrac{\pi}{3}$

(4) $\cos(\arccos(-\dfrac{1}{2})) = -\dfrac{1}{2}$　　(5) $\sin(\arccos(-\dfrac{1}{2})) = \dfrac{\sqrt{3}}{2}$　　(6) $\arctan(\tan(\dfrac{5\pi}{4})) = \dfrac{\pi}{4}$

$\because$　(1) は, 図 1.6.6 の単位円上で点 $\mathrm{P}(x, y)$ が $x = -1/2$ をみたすように P をとり, そのときの

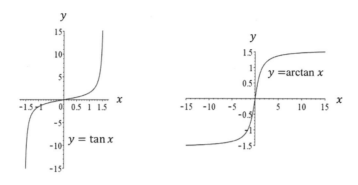

図 1.4 $y = \tan x$ と $y = \arctan x$

θ を，$0 \leq \theta \leq \pi$ の制約に注意しながら読み取ればよい．同様に，(2) では $y = \sqrt{2}/2$ となる点 P について，(3) では $y/x = -\sqrt{3}$ となる点 P について，θ を読み取ればよい．ただし，(2) では $-\pi/2 \leq \theta \leq \pi/2$ の制約に，(3) では $-\pi/2 < \theta < \pi/2$ の制約に注意が必要である．(4) から (6) は，内側から丁寧に数値化すれば間違えない．実際，$\cos(\arccos(-1/2)) = \cos(2\pi/3) = -1/2$，$\sin(\arccos(-1/2)) = \sin(2\pi/3) = \sqrt{3}/2$，$\arctan(\tan(5\pi/4)) = \arctan(1) = \pi/4$ である．

$\square$

問題 1.3 $x = 0, \pm1/2, \pm\sqrt{2}/2, \pm\sqrt{3}/2, \pm1$ に対し，$\arccos x$，$\arcsin x$ を求めよ．また，$x = 0, \pm1/\sqrt{3}, \pm1, \pm\sqrt{3}$ に対し，$\arctan x$ を求めよ．

問題 1.4 $|x| \leq 1$ に対して，$\sin(\arccos x) = \cos(\arcsin x) = \sqrt{1 - x^2}$ を示せ．

問題 1.5 $|x| \leq 1$ に対して，$\arccos x + \arcsin x = \pi/2$ を示せ．

1.7 補遺

1.7.1 二項展開

$n \in \mathbb{N}$ のとき，$(1 + x)^n$ は x の n 次多項式である．その展開式

$$(1 + x)^n = \sum_{k=0}^{n} {}_nC_k x^k \tag{1.63}$$

を二項展開という．ただし，${}_nC_k$ は n 個の異なる要素から k 個を選び出す組み合わせの数

$$_nC_k = \frac{n!}{(n-k)!\,k!} \quad (n, k \in \mathbb{N}, 0 \leq k \leq n,) \tag{1.64}$$

のことであり，$0! = 1$ と定義する．二項展開 (1.63) との関係から，${}_nC_k$ を二項係数と呼ぶこともある．(1.63) は，数学的帰納法で平易に証明できるので各自で試みるとよい．

注意 1.6 べき指数が自然数あるいは整数のべき乗関数の定義域に関する注意 1.5 と，$0^0 = 1$ と定義することにより，(1.63) は両辺は，任意の $x \in \mathbb{R}$ に対して定義されている．

$\square$

二項展開について，不等式

$$(1+x)^n \geq 1 + nx \quad (n \in \mathbb{N},\ x > -1) \tag{1.65}$$

が成り立つ．ただし等号は，$n = 1$ のときは任意の x で，$n \geq 2$ のときは $x = 0$ で成り立つ．数学的帰納法で (1.65) の成立を確認してみよう．$n = 1$ のとき左辺と右辺が等しいのは明らかである．次に $n = k \geq 1$ で (1.65) の成立を仮定するとき，

$$(1+x)^{k+1} = (1+x)(1+x)^k \geq (1+x)(1+kx) = 1 + (k+1)x + kx^2 \geq 1 + (k+1)x$$

が成り立つので，$n = k+1$ でも (1.65) の成立が確認できる[30]．不等式 (1.65) は，以下の補遺 1.7.3 から補遺 1.7.8 や，2.1 節の例 2.3 において活用される．

1.7.2　絶対値，三角不等式

微分や積分の学習においては，ある数量の絶対値の（大小）評価をする場面が多くある．「与えられた数の絶対値とは，数直線上での原点とその数の間の距離」程度の理解でこれまでは乗り切れていたかもしれないが，式による定義

$$|x| = \begin{cases} x & (x \geq 0) \\ -x & (x < 0) \end{cases} \tag{1.66}$$

が必須になってくるので慣れておこう．例えば，既知の $|x| \geq 0$, $|-x| = |x|$, $|x| \geq x$, $|x|^2 = x^2$, $\sqrt{x^2} = |x|$ などを，(1.66) に基づいて確かめれば，定義式 (1.66) の習熟が深まる．

絶対値に関連する重要事項として，「三角不等式」と呼ばれる不等式

$$|x+y| \leq |x| + |y| \quad (= \text{は } xy \geq 0 \text{ のとき}) \tag{1.67}$$

を挙げておく[31]．$xy = 0$ のときに等号が成り立つことは明らかである．$xy \neq 0$ のとき，(1.67) の右辺の 2 乗と (1.67) の左辺の 2 乗の差について，

$$(\text{右辺})^2 - (\text{左辺})^2 = \{(|x|+|y|) + |x+y|\}\{(|x|+|y|) - |x+y|\}$$
$$= (|x|+|y|)^2 - (x+y)^2 = 2(|x||y| - xy) \geq 0 \quad (= \text{は } xy > 0 \text{ のとき})$$

が成り立つ．$xy \neq 0$ のとき $|x|+|y|+|x+y| > 0$ なので，$|x|+|y|-|x+y| \geq 0$, すなわち三角不等式が成り立つする．三角不等式から，

$$||x| - |y|| \leq |x-y| \quad (= \text{は } xy \geq 0 \text{ のとき})$$

という不等式も得られる．

1.7.3　$A_n(c)$ の有界性の証明

証明では，任意の正の実数 x_1, x_2 について，$0 < x_1 < x_2$ であることと $0 < x_1^n < x_2^n$ $(n \in \mathbb{N})$ であることの同値性を用いる．まず，$0 < c \leq 1$ のときの $A_n(c)$ の有界性を示そう．

---

[30] 上式最後の不等号での等号成立は $x = 0$ のときであるから，$n \geq 2$ での (1.65) の等号成立条件も確認される．
[31] 例えば，定理 2.12 に続く，$f(x) + g(x)$ の極限に関する証明に現れている．

$0 < x^n < c \leq 1 = 1^n$ をみたす正の実数 x は $0 < x \leq 1$ をみたす．すなわち，$0 < c \leq 1$ のとき，$A_n(c)$ は 1 という上界を持つので上に有界である．次に，$c > 1$ の場合を考えよう．$x > 1$ をみたす x が $0 < x^n < c$ みたすとき，$x^n = \{1 + (x-1)\}^n$ に (1.65) を適用すると，

$$c > x^n = \{1 + (x-1)\}^n \geq 1 + n(x-1)$$

が成り立つ．すなわち，$x \leq 1 + (c-1)/n$ が成り立つ．したがって，$c > 1$ のとき，$A_n(c)$ は $1 + (c-1)/n$ という上界を持つので上に有界である．

□

1.7.4　$(\sup A_n(c))^n = c$ の証明

$a = \sup A_n(c)$ と表す．第 1 に $(\sup A_n(c))^n < c$, すなわち $a^n < c$ を仮定する．$0 < \varepsilon < (c - a^n)/(cn) < 1/n < 1$ なる ε を選び，$b = a/(1-\varepsilon)$ を考えると，$b > a$ である．$-1 < -1/n < -\varepsilon < 0$ に注意して，$(1-\varepsilon)^n$ に (1.65) を適用すると，$(1-\varepsilon)^n \geq 1 - n\varepsilon > 0$ が成り立つので，b について

$$b^n = \frac{a^n}{(1-\varepsilon)^n} \leq \frac{a^n}{1-n\varepsilon} < c$$

が成り立つ．これは，$b > a$ をみたす b で $b^n < c$ をみたすものが存在することを意味し，$a = (\sup A_n(c)$ と矛盾する．

第 2 に $(\sup A_n(c))^n > c$, すなわち $a^n > c$ を仮定する．$0 < \varepsilon' < (a^n - c)/(a^n n) < 1/n < 1$ なる ε' を選び，$b' = a(1-\varepsilon')$ を考えると，$0 < b' < a$ である．$-1 < -1/n < -\varepsilon' < 0$ に注意して，$(1-\varepsilon')^n$ に (1.65) を適用すると，$(1-\varepsilon')^n \geq 1 - n\varepsilon' > 0$ が成り立つので，b' について

$$b'^n = a^n(1-\varepsilon')^n \geq a^n(1-n\varepsilon') > c$$

が成り立つ．これは，$b' < a$ を満たす b' で $b'^n > c$ をみたすものが存在することを意味し，$a = \sup A_n(c)$ と矛盾する．こうして，$(\sup A_n(c))^n = c$ が示された．

□

1.7.5　(1.42) 第 1 式の証明

この類の証明では，証明すべき等式自体は既知なので「示すべきことがあるのか？あるならば，それは何か？」を見失いがちである．そこで，示すべきことの確認から始める．(1.42) を提示する前の時点では，c^{q_1}, c^{q_2}, $c^{q_1+q_2}$ はそれぞれ (1.41) により定義可能である．しかし，積 $c^{q_1} c^{q_2}$ が $c^{q_1+q_2}$ に等しいかは，この時点では未確認であり，等しいことを証明する必要がある．

$q_j = z_j/n_j$ ($z_j \in \mathbb{Z}$, $n_j \in \mathbb{N}$, $j = 1, 2$) と表す．このとき，$q_1 + q_2 = (z_1 n_2 + z_2 n_1)/(n_1 n_2)$ である，$z_1 n_2$, $z_2 n_1$, $z_1 n_2 + z_2 n_1 \in \mathbb{Z}$, $n_1 n_2 \in \mathbb{N}$ であることに注意する．このとき，(1.37) と (1.41) を用いて，

$$(c^{q_1} c^{q_2})^{n_1 n_2} = \{(c^{1/n_1})^{z_1}\}^{n_1 n_2} \{(c^{1/n_2})^{z_2}\}^{n_1 n_2} = (c^{1/n_1})^{z_1 n_1 n_2} (c^{1/n_2})^{z_2 n_1 n_2}$$

$$= \{(c^{1/n_1})^{n_1}\}^{z_1 n_2} \{(c^{1/n_2})^{n_2}\}^{z_2 n_1} = c^{z_1 n_2} c^{z_2 n_2} = c^{z_1 n_2 + z_2 n_2}$$

が得られる．一方で，

$$(c^{q_1+q_2})^{n_1 n_2} = \{(c^{1/(n_1 n_2)})^{z_1 n_2 + z_2 n_1}\}^{n_1 n_2} = \{c^{1/(n_1 n_2)}\}^{(z_1 n_2 + z_2 n_1) n_1 n_2}$$

$$= \{(c^{1/(n_1 n_2)})^{n_1 n_2}\}^{z_1 n_2 + z_2 n_1} = c^{z_1 n_2 + z_2 n_2}$$

が得られて，$(c^{q_1} c^{q_2})^{n_1 n_2} = (c^{q_1+q_2})^{n_1 n_2}$ が成り立つ．この等式が成り立つのは，$c^{q_1} c^{q_2} = c^{q_1+q_2}$ のときのみである．

□

1.7.6 (1.45) の証明

前小節と同様に，この類の証明では，証明すべき等式自体は既知なので「示すべきことがあるのか？あるならば，それは何か？」を見失いがちである．そこで，示すべきこの確認から始める．(1.45) を提示する前の時点では，c^{r_1}，c^{r_2}，$c^{r_1+r_2}$ はそれぞれ (1.44) により定義可能である．しかし，r_1 と r_2 の少なくとも 1 つが有理数でないときは，積 $c^{r_1} c^{r_2}$ が $c^{r_1+r_2}$ に等しいかは，この時点では未確認であり，等しいことを証明する必要がある．以下では，$c > 1$ の場合の証明を提示する[32]．

$c > 1$ とし，実数 r_1 と r_2 を固定する．集合

$$\tilde{B} = \{c^{q_1} c^{q_2} \mid c^{q_j} \in B_{r_j}(c), \, j = 1, 2\}$$

を考える．(1.43) より，$q \leq r_1 + r_2$ をみたす任意の $q \in \mathbb{Q}$ は，$c^{q_1} c^{q_2} \in \tilde{B}$ であるような q_1 と q_2 の和 $q = q_1 + q_2$ として実現可能であるから，

$$\tilde{B} = B_{r_1+r_2}(c)$$

である．$B_{r_1+r_2}(c)$ の上限が $c^{r_1+r_2}$ であるから，

$$\sup \tilde{B} = \sup B_{r_1+r_2}(c) = c^{r_1+r_2} \tag{1.68}$$

が成り立つ．

次に，$\sup \tilde{B} = (\sup B_{r_1}(c))(\sup B_{r_2}(c))$ を示す．第 1 に，$B_{r_j}(c)$ の上限 c^{r_j} $(j = 1, 2)$ に対して定理 1.4 の (i) を適用すると，任意の $c^{q_1} c^{q_2} \in \tilde{B}$ に対して

$$c^{q_1} c^{q_2} \leq c^{r_1} c^{r_2} \quad (c^{q_1} c^{q_2} \in \tilde{B}) \tag{1.69}$$

が成り立つ．第 2 に，任意の $\varepsilon > 0$ に対して，$c^{r_1} c^{r_2} - \varepsilon < c^{q_1} c^{q_2}$ をみたす $c^{q_1} c^{q_2} \in \tilde{B}$ が存在することを示そう．$0 < \varepsilon < (c^{r_1} + c^{r_2})^2/4$ をみたす任意の ε に対して，

$$0 < \varepsilon' < \min\left(c^{r_1}, c^{r_2}, \frac{1}{2}\{(c^{r_1} + c^{r_2}) - \sqrt{(c^{r_1} + c^{r_2})^2 - 4\varepsilon}\}\right)$$

をみたす $\varepsilon' > 0$ を 1 つ選ぶ．このとき，$B_{r_j}(c)$ の上限 c^{r_j} $(j = 1, 2)$ に対して定理 1.4 の (ii) を ε を $\varepsilon' > 0$ に置き換えて適用すると，

$$0 < c^{r_j} - \varepsilon' < c^{q_j} \quad (j = 1, 2)$$

---

[32] $c = 1$ の場合は自明な等式になっている．

をみたす $c^{q_j} \in B_{r_j}(c)$ $(j = 1, 2)$ が存在し，これらの積について

$$c^{q_1}c^{q_2} - (c^{r_1}c^{r_2} - \varepsilon) > (c^{r_1} - \varepsilon')(c^{r_2} - \varepsilon') > \varepsilon'^2 - (c^{r_1} + c^{r_2})\varepsilon' + \varepsilon > 0$$

が成り立つ．こうして，任意の $\varepsilon > 0$ に対して，$c^{r_1}c^{r_2} - \varepsilon < c^{q_1}c^{q_2}$ をみたす $c^{q_1}c^{q_2} \in \tilde{B}$ の存在が保証され，(1.69) および定理 1.4 とあわせて，

$$\sup \tilde{B} = c^{r_1}c^{r_2} \tag{1.70}$$

が得られる．(1.68) と (1.70) の成立により，$c > 1$ のときの (1.45) の証明が完成した．

□

1.7.7　$L_a(b)$ の有界性の証明

$n > (b-1)/(a-1)$ をみたす $n \in \mathbb{N}$ を 1 つ選び，$a^n = \{1 + (a-1)\}^n$ に (1.65) を適用すると，$a^n = \{1 - +(a-1)\}^n \geq 1 + n(a-1) > b$ が成り立つ．この不等式と (1.51) により，n は $L_a(b)$ の上界であることがわかる．すなわち，$L_a(b)$ は有界である．

□

1.7.8　$a^{\sup L_a(b)} = b$ の証明

以下の証明では，a の n 乗根 $a^{1/n}$ (> 1) がみたす不等式

$$a^{1/n} \leq 1 + (a-1)/n \quad (a > 1, n \in \mathbb{N}) \tag{1.71}$$

が活用される．この不等式は，$a = (a^{1/n})^n = \{1 + (a^{1/n} - 1)\}^n$ に (1.65) に適用して得られる不等式 $a = (a^{1/n})^n = \{1 + (a^{1/n} - 1)\}^n \geq 1 + n(a^{1/n} - 1)$ を変形して得られる．また，以下では $\sup L_a(b)$ を s と表す．すなわち，$s = \sup L_a(b)$ とする．

まず，$a^s < b$ が成り立たないことを示す．もし $a^s < b$ が成り立つと仮定すると，$\ell > a^s(a-1)/(b-a^s)$ をみたす $\ell \in \mathbb{N}$ を 1 つ選ぶとき，(1.71) を用いて

$$a^{s+1/\ell} = a^s a^{1/\ell} \leq a^s \left(1 + \frac{a-1}{\ell}\right) < a^s \left\{1 + \frac{(a-1)(b-a^s)}{a^s(a-1)}\right\} = b$$

が得られる．これは，$s + 1/\ell \in L_a(b)$ を意味し，$s = \sup L_a(b)$ と矛盾する．よって，$a^s < b$ は成り立たない．

次に，$a^s > b$ が成り立たないことを示す．もし $a^s > b$ が成り立つと仮定すると，$m > b(a-1)/(a^s - b)$ をみたす $m \in \mathbb{N}$ を 1 つ選ぶとき，(1.71) を用いて

$$a^{s-1/m} = a^s a^{-1/m} \geq a^s / \left(1 + \frac{a-1}{m}\right) > a^s / \left\{1 + \frac{(a-1)(a^s - b)}{b(a-1)}\right\} = b$$

が得られる．この不等式は，(1.51) を合わせると，$s - 1/m$ が $L_a(b)$ の上界の一つであることを主張しており，$s = \sup L_a(b)$ と矛盾する．よって，$a^s > b$ は成り立たない．

以上により，$a^s = a^{\sup L_a(b)} = b$ が示された．

□

第 2 章

数列と関数の極限

2.1 数列の極限

時間連続的な計測が困難で，計測がある時間間隔をおいて実施されるような実験あるいは調査のデータには，番号付けされた表現すなわち数列としての表現がしばしば用いられる．

定義 2.1 与えられた自然数 n に対して実数 a_n がただ一つ定まるとき，その一連の数の組

$$a_1, a_2, a_3, \cdots, a_n, \cdots$$

を数列[1] といい，$\{a_n\}$ と表す．

□

注意 2.1 $\{a_n\}$ の番号付けに用いられる，a の右下に付く数字や文字を添え字と呼ぶ．添え字の範囲は，1.7.1 小節の二項展開に現れる二項係数の場合のように 0 から有限な n までであったり，3.8 節のテイラー級数やマクローリン級数の場合のように非負整数全体となる場合もある．本書では扱わないが，整数全体が添え字の範囲となる場合もある．

□

数列の具体的な表現には，高校で既に学んだ一般項や漸化式などが用いられる．

例 2.1 (細胞分裂の数理モデル) 時間 T が経過すると 2 つに分裂する細胞数の変化を考えよう．最初の細胞数を $a_1 = a$ とおき，そこから $n-1$ 期間経過時点の細胞数を a_n とする数列を考えることができる．すべての細胞は同じタイミングで分裂するような最も単純なモデルの漸化式は $a_{n+1} = 2a_n$，$a_1 = a$ で，一般項は初項 a で公比が 2 の等比数列 $a_{n+1} = a2^{n-1}$ になる．実際には，細胞は同じタイミングでは分裂しないし，分裂する細胞もあれば分裂しない細胞もあるだろうし，期間 T 内で死滅する細胞もあるだろうから，一つの細胞が期間中にどのようになるのかを確率的に記述する工夫をしてみよう．すなわち，各細胞は期間中に，確率 p で分裂，確率 q で死滅，確率 $1-p-q$ で分裂も死滅もしないと考えてみよう．ただし，p と q は 0 以上で $0 < p+q \leq 1$ をみたしていなければならない[2]．このとき，数列 $\{a_n\}$ の漸化

---

[1] 正確には実数列と呼ぶべきだろうが，本書では実数を取る場合のみなので，単に数列とする．

[2] $p = q = 0$ は「何も起こらない」場合なので，$p+q = 0$ の場合は除外している．

式は $a_{n+1} = (1+p-q)a_n$, $a_1 = a$ となり，一般項は $a_n = (1+p-q)^{n-1}a$ となる．公比 $1+p-q$ の形から，a_n が増え続けるのか，減り続けるのか，あるいは一定なのかは，分裂する確率 p と死滅する確率 q の大小関係に応じて決まることがわかる．

□

　ある事象が数列で表現されているとき，例 2.1 のように，番号 n が大きくなるときに a_n はどのように振舞うのかは興味のひとつである．

定義 2.2 (数列の極限：収束)　数列 $\{a_n\}$ が $n \to \infty$ のとき有限値 α に収束するとは，任意の $\varepsilon > 0$ に対して，$n \geq N$ ならば $|a_n - \alpha| < \varepsilon$ が成り立つような番号 N が存在するときをいう．この状況を，

$$\lim_{n\to\infty} a_n = \alpha \quad \text{同じ意味で} \quad a_n \to \alpha \ (n \to \infty) \tag{2.1}$$

で表す．α は，数列 $\{a_n\}$ の極限値と呼ばれる．

□

─── 寄り道 ───

定義 2.2 は，「数列 $\{a_n\}$ において，番号 n が限りなく大きくなるとき，a_n がある実数 α に限りなく近づく」状況を，「限りなく」などの表現上の曖昧さを排して記述している．実際，「a_n が α に限りなく近づく」状況は $|a_n - \alpha|$ と ε の大小関係で表現され，「n が限りなく大きくなる」状況は番号 n と N の大小関係で表現され，誰が読んでも共通の理解に達することができる．定義 2.2 のような形式の表現を，ε 論法と呼んだりする．

　数列 $\{a_n\}$ が収束しないとき，$\{a_n\}$ は発散するという．特に無限大への発散は重要である．

定義 2.3 (数列の極限：無限大発散)　数列 $\{a_n\}$ が $n \to \infty$ のとき無限大（∞）に発散するとは，任意の $G > 0$ に対して，$n \geq N$ ならば $a_n > G$ が成り立つような番号 N が存在するときをいう．この状況を，

$$\lim_{n\to\infty} a_n = \infty \quad \text{同じ意味で} \quad a_n \to \infty \ (n \to \infty) \tag{2.2}$$

で表す．また，数列 $\{a_n\}$ について，$-a_n \to \infty$ （$n \to \infty$）が成り立つとき，数列 $\{a_n\}$ は $n \to \infty$ のとき負の無限大（$-\infty$）に発散するといい，この状況を

$$\lim_{n\to\infty} a_n = -\infty \quad \text{同じ意味で} \quad a_n \to -\infty \ (n \to \infty) \tag{2.3}$$

で表す．

□

例 2.2 (等差数列)   公差 d, 初項 a の等差数列の極限を考える[3]. 一般項は $a_n = a+(n-1)d$ である. $d>0$ ならば, 任意の $G>0$ に対して, 番号 N として $(G-a)/d+1$ より大きい自然数を選べば, $n \geq N$ をみたす番号 n について, $a_n = a+(n-1)d \geq a+(N-1)d > G$ が成り立つので, $a_n \to \infty \; (n \to \infty)$ である. また, $d<0$ ならば, 番号 N として $-(G+a)/d+1$ より大きい自然数を選べば, $n \geq N$ をみたす番号 n について, $-a_n = -a-(n-1)d \geq -a-(N-1)d > G$ が成り立つので, $a_n \to -\infty \; (n \to \infty)$ である. $d=0$ ならば, a_n は常に a である. 以上により, 等差数列 $a_n = a+(n-1)d$ の極限について次の結果が得られる.

$$\lim_{n \to \infty} \{a+(n-1)d\} = \begin{cases} \infty & (d>0) \\ -\infty & (d<0) \\ a & (d=0) \end{cases} \tag{2.4}$$

$\square$

例 2.3 (等比数列)   公比 r で初項 1 の等比数列 $a_n = r^{n-1}$ の極限を求めよう[4]. 1.7.1 小節に提示した二項展開に関する不等式 (1.65) が活用される. 以下, 公比 r の値で場合分けをして, 極限を調べる.

$(r>1)$ $x = r-1 > 0$ によって $r = 1+x$ とおけば, $a_n = r^{n-1} = (1+x)^{n-1}$ と表せる. $x = r-1 > 0$ なので, $n \geq 2$ で不等式 (1.65) より, $a_n = (1+x)^{n-1} > 1+(n-1)x$ が成り立つ. 任意の $G>0$ に対して, 番号 N として $(G/x)+1$ より大きい自然数を選べば, $n \geq N$ ならば, $a_n = (1+x)^{n-1} > 1+(n-1)x \geq 1+(N-1)x > 1+G > G$ を得る. よって, $a_n = r^{n-1}$ は定義 2.3 をみたすので, $r>1$ のとき $a_n = r^{n-1} \to \infty \; (n \to \infty)$ が示された.

$(0 < |r| < 1)$ $x = 1/|r| - 1 > 0$ とおけば, $|r| = 1/(1+x)$ と表せる. 任意の $\varepsilon > 0$ に対して, 番号 N として $\{1/(\varepsilon x)\}+1$ より大きい自然数を選べば, $n \geq N$ をみたす番号 n について, 不等式 (1.65) より $|a_n - 0| = |a_n| = 1/(1+x)^{n-1} < 1/\{1+(n-1)x)\} < 1/\{(n-1)x\} < 1/\{(N-1)x\} < \varepsilon$ を得る. よって, $a_n = r^{n-1}$ は $\alpha = 0$ に対する定義 2.2 をみたすので, $0 < |r| < 1$ のとき, $a_n = r^{n-1} \to 0 \; (n \to \infty)$ である.

$(r < -1)$ $x = -r-1 > 0$ とおけば, $r = -(1+x)$ と表せる. a_n は番号 n の偶奇に応じて, $a_n = -(1+x)^{2k-1} \; (n = 2k : 偶数)$, $a_n = (1+x)^{2k-2} \; (n = 2k-1 : 奇数)$ と表せる $(k \in \mathbb{N})$. それぞれの場合について, $1+x > 1$ であるから, $r>1$ の場合と同様に, $k \to \infty$ のときに $(1+x)^{2k-1} \to \infty$ および $(1+x)^{2k} \to \infty$ となるから, $a_{2k} \to -\infty \; (k \to \infty)$ と $a_{2k-1} \to \infty \; (k \to \infty)$ である. このように a_n は, 番号 n の偶奇場合分けに応じて $-\infty$ あるいは ∞ への異なる発散を示しており, 定義 2.2 にも定義 2.3 にも該当しない. よって, $r < -1$ ならば, a_n は発散する.

---

[3] 結果はほぼ明らかであるが, 数列の極限を定義に沿って理解することの最初のよい練習になる.
[4] 注意 1.5 にしたがって, 公比 r の範囲を $\mathbb{R}$ に拡大している.

$(r = -1)$ 番号 n の偶奇に応じて，$a_n = -1$ （n：偶数）であり，$a_n = 1$ （n：奇数）である
から，定義 2.2 にも 2.3 にも該当せず，a_n は発散する．

$(r = 0, 1)$ $r = 0$ ならば，$n \geq 2$ で $a_n = r^n$ は常に 0 に等しい[5]．また，$r = 1$ ならば，
$a_n = r^{n-1}$ は常に 1 に等しい．

以上により，等比数列 $a_n = r^{n-1}$ の極限について次の結果が得られる．

$$\lim_{n \to \infty} r^{n-1} = \begin{cases} \infty & (r > 1) \\ 1 & (r = 1) \\ 0 & (-1 < r < 1) \\ 発散 & (r \leq -1) \end{cases} \tag{2.5}$$

□

例 2.4 $\displaystyle\lim_{n \to \infty} n^s$ $(s \neq 0)$ について以下が成り立つ．

$$\lim_{n \to \infty} n^s = \begin{cases} \infty & (s > 0) \\ 0 & (s < 0) \end{cases} \tag{2.6}$$

∵ $s > 0$ のとき，任意の $G > 0$ に対して $G^{1/s}$ より大きい番号 N を選ぶと，任意の $n \geq N$
に対して，$n^s > N^s > (G^{1/s})^s = G$ が成り立つ．これは，$a_n = n^s$ が定義 2.3 をみたすことを
意味している．一方，$s < 0$ のとき，任意の $\varepsilon > 0$ に対して，$\varepsilon^{1/s}$ より大きい番号 N を選ぶ
と，任意の $n \geq N$ に対して，$0 < n^s < N^s < (\varepsilon^{1/s})^s = \varepsilon$ が成り立つ．これは，$a_n = n^s$ と
$\alpha = 0$ が定義 2.2 をみたすことを意味している．

□

例 2.5 任意の $r > 0$ について，$\displaystyle\lim_{n \to \infty} r^{1/n} = \lim_{n \to \infty} r^{-1/n} = 1$ である．

∵ $r > 1$ のとき，$r^{1/n} = 1 + s_n$ $(s_n > 0)$ とおくと $r = (r^{1/n})^n = (1 + s_n)^n > 1 + ns_n$，
すなわち $0 < s_n < (r-1)/n$ が成り立つ．よって，任意の $\varepsilon > 0$ に対して $N > (r-1)/\varepsilon$
をみたす番号 N をとれば，$n \geq N$ に対して $0 < s_n < (r-1)/n \leq (r-1)/N < \varepsilon$ となる．
$0 < r < 1$ のとき，$r^{1/n} = 1/(1 + s_n)$ $(s_n > 0)$ とおくと $r = 1/(1 + s_n)^n < 1/(1 + ns_n)$，す
なわち $0 < s_n < (1-r)/(nr)$ が成り立つ．よって，任意の $\varepsilon > 0$ に対して $N > (1-r)/(\varepsilon r)$
をみたす番号 N をとれば，$n \geq N$ に対して $0 < s_n < (1-r)/(nr) \leq (1-r)/(Nr) < \varepsilon$ とな
る．以上と $r^{-1/n} = (1/r)^{1/n}$ により，$\displaystyle\lim_{n \to \infty} r^{1/n} = \lim_{n \to \infty} r^{-1/n} = 1$

□

例 2.6 $\displaystyle\lim_{n \to \infty} \log n = \infty$ である．

∵ 数列 $\{\log n\}$ は狭義単調増加である．すなわち，$n_1 < n_2$ なる任意の番号 n_1, n_2 に対し
て，$\log n_1 < \log n_2$ である．いま，数列 $\{\log n\}$ が上に有界と仮定すると，ある上界 $G > 0$ に

---

[5] 注意 1.6 を参照せよ．

ついて $\log n \leq G$ が任意の $n \in \mathbb{N}$ に対して成り立つことになる．これは任意の $n \in \mathbb{N}$ について $n \leq e^G$ の成立を意味し，$n \to \infty$ とできることに矛盾する．

□

2つの数列の和，差，積，商および数列の実数倍の極限について次の定理が得られる．

定理 2.1 数列 $\{a_n\}$ と $\{b_n\}$ がともに収束し，$\lim_{n\to\infty} a_n = \alpha$，$\lim_{n\to\infty} b_n = \beta$ とするとき，以下が成り立つ．

$$\lim_{n\to\infty}(a_n \pm b_n) = \alpha \pm \beta \quad \text{(複号同順)}, \quad \lim_{n\to\infty}(a_n b_n) = \alpha\beta,$$

$$b_n \neq 0 \ (n \in \mathbb{N}) \text{ かつ } \beta \neq 0 \text{ ならば } \lim_{n\to\infty}\frac{a_n}{b_n} = \frac{\alpha}{\beta}, \quad \lim_{n\to\infty}\lambda a_n = \lambda\alpha \quad (\lambda \in \mathbb{R}) \tag{2.7}$$

□

∵ 数列の収束の定義が，どのように証明に結び付くかを把握する目的で，和の極限の場合のみ提示する．$\varepsilon > 0$ を任意に選び，$\varepsilon' = \varepsilon/2$ とする．このとき定義 2.2 と定理の仮定より，$n \geq N_1$ ならば $|a_n - \alpha| < \varepsilon'$ が成り立ち，$n \geq N_2$ ならば $|b_n - \beta| < \varepsilon'$ が成り立つような番号 N_1 と N_2 が存在する．したがって，$N = \max(N_1, N_2)$ なる番号について，$n \geq N$ ならば，

$$|(a_n + b_n) - (\alpha + \beta)| = |(a_n - \alpha) + (b_n - \beta)| \leq |a_n - \alpha| + |b_n - \beta| < \varepsilon' + \varepsilon' = \varepsilon$$

が成り立つ[6]．こうして，収束する2つの数列 $\{a_n\}$ と $\{b_n\}$ の和として得られる数列 $\{a_n + b_n\}$ も，極限値を $\alpha + \beta$ とするときの定義 2.2 をみたすことがわかる．

□

例 2.7 数列 $a_n = \dfrac{n^2+1}{(2n+1)^2}$，$a_n = \dfrac{3^n + 2^{2n}}{4^n + 1}$，$a_n = \sqrt{n+1} - \sqrt{n}$ の極限を求めよ．

$$a_n = \frac{n^2+1}{(2n+1)^2} = \frac{1 + 1/n^2}{(2 + 1/n)^2} \to \frac{1+0}{(2+0)^2} = \frac{1}{4} \quad (n \to \infty)$$

$$a_n = \frac{3^n + 2^{2n}}{4^n + 1} = \frac{(3/4)^n + 1}{1 + (1/4)^n} \to \frac{0+1}{1+0} = 1 \quad (n \to \infty)$$

$$a_n = \sqrt{n+1} - \sqrt{n} = \frac{(\sqrt{n+1} - \sqrt{n})(\sqrt{n+1} + \sqrt{n})}{\sqrt{n+1} + \sqrt{n}} = \frac{1}{\sqrt{n+1} + \sqrt{n}} \to 0 \quad (n \to \infty)$$

□

問題 2.1 次の数列の極限を求めよ．

$$a_n = \sqrt{n}(\sqrt{n+1} - \sqrt{n}), \quad a_n = \frac{n! + 1}{(n+1)!}, \quad a_n = \frac{2^{-n} + 5^n}{4^n + 3^n}$$

さらに，極限計算に応用されるいくつかの結果を，定理 2.2 から定理 2.6 の形で紹介する．

---

[6] 補遺 1.7.2 に提示した三角不等式（1.67）を活用している．

定理 2.2 (はさみうちの定理) 数列 $\{a_n\}$ と $\{b_n\}$ が収束し，$\lim_{n\to\infty} a_n = \lim_{n\to\infty} b_n = \gamma$ とする．このとき，$a_n \leq c_n \leq b_n$ $(n \in \mathbb{N})$ をみたす任意の数列 $\{c_n\}$ もまた収束し，$\lim_{n\to\infty} c_n = \gamma$ が成り立つ．

□

∵ 仮定より，任意の $\varepsilon > 0$ に対して，$n \geq N$ ならば $|a_n - \gamma| < \varepsilon$ かつ $|b_n - \gamma| < \varepsilon$ が成り立つような番号 N が存在する[7]．$a_n - \gamma \leq c_n - \gamma \leq b_n - \gamma$ なので，任意の $\varepsilon > 0$ に対して，上と同じ N について $n \geq N$ ならば $|c_n - \gamma| \leq \max(|a_n - \gamma|, |b_n - \gamma|) < \varepsilon$ が成り立つ．

□

無限大に発散する数列との比較に関する定理として以下が成り立つ．

定理 2.3 数列 $\{a_n\}$ が $n \to \infty$ で無限大に発散するとする，すなわち $\lim_{n\to\infty} a_n = \infty$ であるとする．このとき，$a_n \leq b_n$ $(n \in \mathbb{N})$ をみたす任意の数列 $\{b_n\}$ は $n \to \infty$ で無限大に発散する．すなわち，$\lim_{n\to\infty} b_n = \infty$ が成り立つ．また，数列 $\{a_n\}$ について $\lim_{n\to\infty} a_n = -\infty$ が成り立つとき，$a_n \geq b_n$ $(n \in \mathbb{N})$ をみたす任意の数列 $\{b_n\}$ について $\lim_{n\to\infty} b_n = -\infty$ が成り立つ．

□

∵ 前半を示そう．仮定より，任意の $G > 0$ に対して $n \geq N$ ならば $a_n > G$ となるような番号 N が存在する．同じ番号 N に対して，$n \geq N$ ならば $b_n \geq a_n > G$ も成り立つので，$\{b_n\}$ もまた無限大に発散する．後半については，$\{-a_n\}$ と $\{-b_n\}$ の対について，前半の主張が成立するので明らかである．

□

例 2.8 数列 $a_n = (2^n + 6^n)^{1/n}$，$a_n = \dfrac{2^n}{n}$ の極限を求めよ．

$a_n = (2^n + 6^n)^{1/n}$ の場合： $a_n = (2^n + 6^n)^{1/n} = 6\{(1/3)^n + 1\}^{1/n}$ と変形すると，$1 = 1^{1/n} < \{(1/3)^n + 1\}^{1/n} < (4/3)^{1/n} \to 1$ $(n \to \infty)$ が成立する[8]．定理 2.2 により，$a_n = (2^n + 6^n)^{1/n} \to 6 \times 1 = 6$ $(n \to \infty)$ となる．

$a_n = 2^n/n$ の場合： $n \geq 3$ のとき，二項展開 (1.63) により，$2^n = (1+1)^n > 1 + n + n(n-1)/2$ が成り立ち，$a_n > (1/n) + 1 + (n-1)/2 > (n-1)/2 \to \infty$ $(n \to \infty)$ となるので，定理 2.3 より $a_n = 2^n/n \to \infty$ $(n \to \infty)$ である．

□

問題 2.2 次の数列の極限を求めよ．$a_n = \dfrac{\sqrt[n]{n}}{n^2 + 1}$，$a_n = \dfrac{1}{n} \sin \dfrac{n\pi}{2}$

定理 2.4 数列 $\{a_n\}$ について $\lim_{n\to\infty} |a_n| = \infty$ ならば，$\lim_{n\to\infty} \dfrac{1}{a_n} = 0$

□

---

[7] $\{a_n\}$，$\{b_n\}$ で適切な番号は一般に異なるが，大きい方を N ととればよい．
[8] 例 2.5 を参照せよ．

∵ 仮定より，任意の $G > 0$ に対して，$n \geq N$ ならば $|a_n| > G$ が成り立つような番号 N が存在する．任意の $\varepsilon > 0$ を $\varepsilon = 1/G$ と表すとき，上記の G に対する番号 N について，$n \geq N$ ならば $|1/a_n - 0| = 1/|a_n| < 1/G = \varepsilon$ が成り立つ．

□

定理 2.5 数列 $\{a_n\}$ について $a_n > 0$ $(n \in \mathbb{N})$ かつ $\displaystyle\lim_{n \to \infty} a_n = 0$ ならば，$\displaystyle\lim_{n \to \infty} 1/a_n = \infty$ である．また，数列 $\{a_n\}$ について $a_n < 0$ $(n \in \mathbb{N})$ かつ $\displaystyle\lim_{n \to \infty} a_n = 0$ ならば，$\displaystyle\lim_{n \to \infty} 1/a_n = -\infty$ である．

□

∵ 前半部分を示す．仮定より，任意の $\varepsilon > 0$ に対して，$n \geq N$ ならば $0 < a_n < \varepsilon$ が成り立つような番号 N が存在する．任意の $G > 0$ を $G = 1/\varepsilon$ で与えるとき，同じ N について $n \geq N$ ならば $1/a_n > 1/\varepsilon = G$ が成り立つので，$1/a_n \to \infty$ $(n \to \infty)$ である．後半部分の成立は，数列 $\{-a_n\}$ について前半部の主張が成り立つことから明らかである．

□

定理 2.6 単調有界数列は収束する．ただし，単調有界数列とは，以下の (1) と (2) をみたす数列をいう．

(1) $a_n \leq a_{n+1}$ $(n \in \mathbb{N})$ が成り立つ数列 $\{a_n\}$ を単調増加数列といい，$a_n \geq a_{n+1}$ $(n \in \mathbb{N})$ が成り立つ数列 $\{a_n\}$ を単調減少数列という．いずれかをみたす数列を単調数列という．

(2) 数列 $\{a_n\}$ は，ある 2 つの定数 m と M について，$m \leq a_n \leq M$ $(n \in \mathbb{N})$ をみたすとき，有界数列といわれる．

□

∵ 単調増加有界数列の場合を示す．数列 $\{a_n\}$ は有界なので上界が存在し，有限な上限 $\alpha = \sup\limits_{n \in \mathbb{N}} a_n$ が定まる[9]．定理 1.4 より，任意の $\varepsilon > 0$ に対し，ある番号 N が選べて $\alpha - \varepsilon < a_N \leq \alpha$ が成り立っている．単調増加性より，$n \geq N$ ならば $\alpha - \varepsilon < a_N \leq a_n \leq \alpha$，すなわち $|a_n - \alpha| < \varepsilon$ が成立し，$\{a_n\}$ は $\alpha = \sup\limits_{n \in \mathbb{N}} a_n$ に収束することが示された．単調減少有界列の場合も同様にして，$\{a_n\}$ は $\alpha = \inf\limits_{n \in \mathbb{N}} a_n$ に収束することが示される．

□

微分と積分において重要な役割を果たすネイピアの定数（自然対数の底 e）は，以下の例に示す数列の極限として定義される．

例 2.9 (ネイピアの定数) 数列 $a_n = \left(1 + \dfrac{1}{n}\right)^n$ の極限値はネイピアの定数と呼ばれ，記号 e で表される．すなわち，

$$e = \lim_{n \to \infty} \left(1 + \frac{1}{n}\right)^n \tag{2.8}$$

---

[9] 単調増加列の下限は，自動的に a_1 の値に等しい．同様に，単調減少列の上限は自動的に a_1 の値に等しい．

が，その定義である．この数列については，

(1)　$\{a_n\}$ は狭義単調増加数列である．すなわち，$a_n < a_{n+1}$ $(n \in \mathbb{N})$ が成り立つ．

(2)　$\{a_n\}$ は上に有界である．

が成り立つので，$n \to \infty$ で収束する．実際，$a_1 = 2 < 9/4 = a_2$ であり，$n \geq 2$ に対して，

$$\left(1 + \frac{1}{n+1}\right)^{n+1} = \sum_{k=0}^{n+1} {}_{n+1}C_k \left(\frac{1}{n+1}\right)^k$$

$$= 2 + \left(\frac{1}{n+1}\right)^{n+1} + \sum_{k=2}^{n} \frac{1}{k!} \left(1 - \frac{1}{n+1}\right) \times \cdots \times \left(1 - \frac{k-1}{n+1}\right)$$

$$> 2 + \sum_{k=2}^{n} \frac{1}{k!} \left(1 - \frac{1}{n}\right) \times \cdots \times \left(1 - \frac{k-1}{n}\right)$$

$$= \sum_{k=0}^{n} {}_{n}C_k \left(\frac{1}{n}\right)^k = \left(1 + \frac{1}{n}\right)^n$$

により狭義単調増加性 (1) が示される．また，$n \geq 2$ のとき，

$$\left(1 + \frac{1}{n}\right)^n = \sum_{k=0}^{n} {}_{n}C_k \left(\frac{1}{n}\right)^k$$

$$= 2 + \sum_{k=2}^{n} \frac{1}{k!} \left(1 - \frac{1}{n}\right) \times \cdots \times \left(1 - \frac{k-1}{n}\right) < 2 + \sum_{k=2}^{n} \frac{1}{k!}$$

$$< 1 + \sum_{k=1}^{n} \left(\frac{1}{2}\right)^{k-1} = 1 + \frac{1 - (1/2)^n}{1 - 1/2} = 1 + 2\{1 - (1/2)^n\} < 3$$

により，上への有界性 (2) が示される．

□

2.2　無限級数

　等差数列 $\{a + (n-1)d\}$ や，等比数列 $\{ar^{n-1}\}$ に対する N 項目までの和は，それぞれ $Na + N(N-1)d/2$ と $a(r^N - 1)/(r-1)$ であった．これらもまた，和をとる項の数 N を番号（添え字）とする数列であることに気づくであろう．等差数列や等比数列の和で与えられる数列の極限は，等比数列や等差数列の「無限個の項の和」に相当する．数列の極限の考え方を用いて，以下に述べる無限級数の考えに到れる．

定義 2.4 (無限級数の収束，発散)　数列 $\{a_n\}$ を考えるとき，初項 a_1 から第 n 項 a_n までの和

$$s_n = \sum_{k=1}^{n} a_k = a_1 + a_2 + a_3 + \cdots a_n \tag{2.9}$$

s_n を $\{a_n\}$ の n-部分和という．s_n を項とする数列 $\{s_n\}$ の極限 $\displaystyle\lim_{n\to\infty} s_n$ を無限級数といい

$\displaystyle\sum_{n=1}^{\infty} a_n$ と表す. $\displaystyle\lim_{n\to\infty} s_n$ が有限値のとき, 無限級数 $\displaystyle\sum_{n=1}^{\infty} a_n$ は収束するという. $\displaystyle\lim_{n\to\infty} s_n$ が発散するとき, 無限級数 $\displaystyle\sum_{n=1}^{\infty} a_n$ は発散するという.

□

例 2.10 定義 2.4 と定理 2.1 から, $\displaystyle\sum_{n=1}^{\infty} a_n = \alpha$, $\displaystyle\sum_{n=1}^{\infty} b_n = \beta$ (α, β：有限) のとき, $\displaystyle\sum_{n=1}^{\infty} (a_n \pm b_n)$ も収束し,

$$\sum_{n=1}^{\infty} (a_n \pm b_n) = \sum_{n=1}^{\infty} a_n \pm \sum_{n=1}^{\infty} b_n = \alpha \pm \beta \quad (\text{複号同順})$$

が成り立つ.

□

例 2.11 (等比級数) 一般項が $a_n = ar^{n-1}$ ($a \neq 0$) の等比数列 $\{a_n\}$ に対する無限級数 $\displaystyle\sum_{n=1}^{\infty} a_n = \sum_{n=1}^{\infty} ar^{n-1}$ を等比級数という. n-部分和 s_n は, $r \neq 1$ のとき $s_n = \dfrac{a(1-r^n)}{1-r}$, $r = 1$ のとき $s_n = na$ である. 例 2.3 より, 等比級数が収束するのは $|r| < 1$ のときで, その値は $\dfrac{a}{1-r}$ である.

□

問題 2.3 一般項が $a_n = \dfrac{1}{n(n+1)}$ なる数列 $\{a_n\}$ に対する無限級数について, n-部分和 s_n を求めよ. さらに, その極限として無限級数の値を求めよ.

2.3 収束判定法, コーシー列

定義 2.2 は, 数列の収束の由緒正しい定義であるが, 与えられた数列の収束判定や極限値の計算への直接的な応用が難しいこともある. 代表的な収束判定法を 2 つ紹介する.

定理 2.7 $a_n \neq 0$ である数列 $\{a_n\}$ において, $\displaystyle\lim_{n\to\infty} \left|\dfrac{a_{n+1}}{a_n}\right| < 1$ ならば, $\displaystyle\lim_{n\to\infty} a_n = 0$ である.

□

定理 2.8 $a_n > 0$ である数列 $\{a_n\}$ において, $\displaystyle\lim_{n\to\infty} \dfrac{a_{n+1}}{a_n} = \alpha$ ならば, $\displaystyle\lim_{n\to\infty} \sqrt[n]{a_n} = \alpha$ である (α が ∞ の場合でも成り立つ).

□

数列の収束に関して, コーシー列と呼ばれる数列としての特徴づけも有用である.

定義 2.5 (コーシー列)　数列 $\{a_n\}$ がコーシー列であるとは，任意の $\varepsilon > 0$ に対して，ある番号 N が決まって，$m > n \geq N$ をみた任意の番号 m と n について，$|a_m - a_n| < \varepsilon$ が成り立つときをいう．

□

数列が収束列であることは，数列がコーシー列であることと同値であることが知られている．

定理 2.9　収束する数列はコーシー列である．逆に，数列がコーシー列ならば収束する[10].

□

コーシー列の定義では，ある番号から先の数列の値の差の評価のみが表れているので，極限値が直接得られるわけではないが，数列が収束するか否かの判定に用いやすい形といえよう．

2.4　1 変数関数の極限

1 変数関数の極限は，1 変数関数の微分や積分を考える上で不可欠なものである．また，1 変数関数として表現される様々な量や状態の振る舞いを知る上でも必要である．2.1 節で数列の極限の極限を扱ったときと同様に，極限の定義については ε 論法による正統な定義を紹介するが，そこから先の議論の展開は，本書構成にあわせて ε 論法に厳格に依拠せずに進める．

定義 2.6　関数 $f(x)$ に対して，ある実数 a と $w > 0$ で定まる開区間の合併 $(a-w, a) \cup (a, a+w)$ が，$f(x)$ の定義域 A の部分集合であるとする[11]．x が a に近づくとき $f(x)$ が有限値 α に収束するとは，任意の $\varepsilon > 0$ に対して

$$|x - a| < \delta \quad \text{ならば} \quad |f(x) - \alpha| < \varepsilon \quad (x \neq a) \tag{2.10}$$

が成り立つような $\delta > 0$ が存在するときをいい，

$$\lim_{x \to a} f(x) = \alpha \quad \text{同じ意味で} \quad f(x) \to \alpha \quad (x \to a) \tag{2.11}$$

と表す．α を a における $f(x)$ の極限値という．

□

注意 2.2　(2.10) にもあるように，極限をとるときは，$x \neq a$ として考える．

□

注意 2.3　$(a - w, a + w) \subset A$ の場合も定義 2.6 の仮定をみたしている．すなわち，$f(x)$ が a において定義されているか否かは，極限の定義には影響しない．

□

---

[10] 逆の成立には，実数の完備性が反映されている．
[11] 注意 2.3 を参照せよ．

注意 2.4 $\lim_{x \to a} f(x)$ は存在するとは限らないし，存在しても $f(a)$ に等しいとは限らない[12]．

□

関数の極限を考えるのは，$x \to a$ の a が有限の場合とは限らない．x がどんどん大きくなるとき，あるいは x がどんどん小さくなるときの $f(x)$ の極限の定義は，以下のとおりである．

定義 2.7 x が無限大になるとき関数 $f(x)$ が有限値 α に収束するとは，任意の $\varepsilon > 0$ に対して

$$x > M \quad \text{ならば} \quad |f(x) - \alpha| < \varepsilon \tag{2.12}$$

が成り立つような $M > 0$ が存在するときをいい，

$$\lim_{x \to \infty} f(x) = \alpha \quad \text{同じ意味で} \quad f(x) \to \alpha \quad (x \to \infty) \tag{2.13}$$

と表す．また，x が負の無限大になるときに関数 $f(x)$ が有限値 α に収束するとは，任意の $\varepsilon' > 0$ に対して

$$x < -M' \quad \text{ならば} \quad |f(x) - \alpha| < \varepsilon' \tag{2.14}$$

が成り立つような $M' > 0$ が存在するときをいい，

$$\lim_{x \to -\infty} f(x) = \alpha \quad \text{同じ意味で} \quad f(x) \to \alpha \quad (x \to -\infty) \tag{2.15}$$

と表す．

□

注意 2.5 α が有限であるとき，(2.11) や (2.13) は，次のように書き換え可能である．

$$\lim_{x \to a} |f(x) - \alpha| = 0 \quad \text{同じ意味で} \quad |f(x) - \alpha| \to 0 \ (x \to a) \tag{2.16}$$

なお，(2.16) において，a は ∞ あるいは $-\infty$ でもよい．

□

x が a に近づくとき $f(x)$ が無限大（∞）あるいは負の無限大（$-\infty$）に発散することは，以下のように定義される．

定義 2.8 関数 $f(x)$ に対して，ある実数 a と正数 w で定まる開区間の合併 $(a-w, a) \cup (a, a+w)$ が，$f(x)$ の定義域 A の部分集合であるとする．x が a に近づくとき $f(x)$ が無限大（∞）に発散するとは，任意の $G > 0$ に対して

$$|x - a| < \delta \quad \text{ならば} \quad f(x) > G \quad (x \neq a) \tag{2.17}$$

が成り立つような $\delta > 0$ が存在するときをいい，

$$\lim_{x \to a} f(x) = \infty \quad \text{同じ意味で} \quad f(x) \to \infty \quad (x \to a) \tag{2.18}$$

---

[12] 注意 2.3 から，a において極限値は存在するが $f(a)$ が存在しない場合もある．

と表す．また，x が a に近づくとき $f(x)$ が負の無限大（$-\infty$）に発散するとは，任意の $G' > 0$ に対して

$$|x - a| < \delta' \quad \text{ならば} \quad f(x) < -G' \quad (x \neq a) \tag{2.19}$$

が成り立つような $\delta' > 0$ が存在するときをいい，

$$\lim_{x \to a} f(x) = -\infty \quad \text{同じ意味で} \quad f(x) \to -\infty \quad (x \to a) \tag{2.20}$$

と表す．

□

定義 2.9 x が無限大（∞）になるとき関数 $f(x)$ が無限大（∞）（あるいは負の無限大（$-\infty$））に発散するとは，任意の $G > 0$ に対して

$$x > M \quad \text{ならば} \quad f(x) > G \quad (\text{あるいは} \quad f(x) < -G) \tag{2.21}$$

が成り立つような $M > 0$ が存在するときをいい，

$$\lim_{x \to \infty} f(x) = \infty \quad (\text{あるいは} \quad \lim_{x \to \infty} f(x) = -\infty) \tag{2.22}$$

と表す．同じ意味で，$f(x) \to \infty \ (x \to \infty)$ （あるいは $f(x) \to -\infty \ (x \to \infty)$）と表す．また，$x$ が負の無限大（$-\infty$）になるとき $f(x)$ が無限大（∞）（あるいは負の無限大（$-\infty$））に発散するとは，任意の $G' > 0$ に対して

$$x < -M' \quad \text{ならば} \quad f(x) > G' \quad (\text{あるいは} \quad f(x) < -G') \tag{2.23}$$

が成り立つような $M' > 0$ が存在するときをいい，

$$\lim_{x \to -\infty} f(x) = \infty \quad (\text{あるいは} \quad \lim_{x \to -\infty} f(x) = -\infty) \tag{2.24}$$

と表す．同じ意味で，$f(x) \to \infty \ (x \to -\infty)$ （あるいは $f(x) \to -\infty \ (x \to -\infty)$）と表す．

□

関数の極限に関する既出の4つの定義を，表現 $\lim_{x \to a} f(x) = \alpha$ における，a と α が有限か否かで整理したものが表 2.1 である．

表 2.1　極限の定義の整理表

$x \to a$ の a	有限値	$\pm\infty$	有限値	$\pm\infty$
$f(x) \to \alpha$ の α	有限値	有限値	$\pm\infty$	$\pm\infty$
適用される定義	定義 2.6	定義 2.7	定義 2.8	定義 2.9

　関数 $f(x)$ が a において極限値 α をもつための必要十分条件について，次が知られている．

定理 2.10 次の命題 (1) と (2) は同値である．ただし，α と a は，それぞれ ∞ あるいは $-\infty$ でもよい．

(1) $\displaystyle\lim_{x\to a} f(x) = \alpha$

(2) $\displaystyle\lim_{n\to\infty} a_n = a$ となる任意の数列 $\{a_n\}$ $(a_n \neq a)$ について, $\displaystyle\lim_{n\to\infty} f(a_n) = \alpha$

□

∵ a と α が有限な場合を示しておこう. まず「(1) が成り立つならば (2) が成り立つ」ことを示す. (1) より, 任意の $\varepsilon > 0$ に対して, $|x - a| < \delta$ ならば $|f(x) - \alpha| < \varepsilon$ が成り立つような $\delta > 0$ が存在する. a への任意の収束列 $\{a_n\}$ において, 上記 $\delta > 0$ に対してある番号 N がとれて, $n \geq N$ ならば $|a_n - a| < \delta$ が成り立ち, (1) より $n \leq N$ ならば $|f(a_n) - \alpha| < \varepsilon$ が成り立つ. すなわち, (2) が成り立つ. 次に「(2) が成り立つならば (1) が成り立つ」ことを対偶の成立で示す. (1) が成り立たないとき, ある $\varepsilon' > 0$ が存在して, 任意の $1/n$ $(n \in \mathbb{N})$ に対して $|x_n - a| < 1/n$ かつ $|f(x_n) - \alpha| > \varepsilon'$ をみたす x_n が見出せる. このような x_n のなす数列 $\{x_n\}$ は, 1つめの不等式により $n \to \infty$ で a に収束する. しかるに, 2つめの不等式により $\{f(x_n)\}$ は $n \to \infty$ で α に収束しないので, (2) は成り立たない.

□

変数 x の a への近づけ方を左右いずれかからに限定した右極限と左極限という概念がある.

定義 2.10　関数 $f(x)$ に対して, ある実数 a と $w > 0$ で定まる区間 $(a, a + w)$ が $f(x)$ の定義域 A の部分集合であるとする. x が右から a に近づくとき $f(x)$ が有限値 α に収束するとは, 任意の $\varepsilon > 0$ に対して

$$0 < x - a < \delta \quad \text{ならば} \quad |f(x) - \alpha| < \varepsilon \tag{2.25}$$

が成り立つような $\delta > 0$ が存在するときをいい,

$$\lim_{x\to a+0} f(x) = \alpha \quad \text{同じ意味で} \quad f(x) \to \alpha \quad (x \to a + 0) \tag{2.26}$$

と表す. α を a における $f(x)$ の右極限値 という. これに対し, ある実数 a と $w > 0$ で定まる区間 $(a - w, a)$ が関数 $f(x)$ の定義域 A の部分集合であるとする. x が左から a に近づくとき $f(x)$ が有限値 α に収束するとは, 任意の $\varepsilon' > 0$ に対して

$$0 < a - x < \delta' \quad \text{ならば} \quad |f(x) - \alpha| < \varepsilon' \tag{2.27}$$

が成り立つような $\delta' > 0$ が存在するときをいい,

$$\lim_{x\to a-0} f(x) = \alpha \quad \text{同じ意味で} \quad f(x) \to \alpha \quad (x \to a - 0) \tag{2.28}$$

と表す. α を a における $f(x)$ の左極限値 という.

□

a における $f(x)$ の極限値 α の存在は, a における左極限値と右極限値がともに存在し, それらが相等しいことと同値である. 次の定理が成り立つ.

定理 2.11　関数 $f(x)$ に対して，ある実数 a と $w > 0$ で定まる開区間の合併 $(a-w, a) \cup (a, a+w)$ が $f(x)$ の定義域 A の部分集合であるとする．このとき，ある有限値 α について

$$\lim_{x \to a} f(x) = \alpha \quad \text{ならば} \quad \lim_{x \to a+0} f(x) = \lim_{x \to a-0} f(x) = \alpha \tag{2.29}$$

が成り立つ．逆に，

$$\lim_{x \to a+0} f(x) = \lim_{x \to a-0} f(x) = \alpha \quad \text{ならば} \quad \lim_{x \to a} f(x) = \alpha \tag{2.30}$$

も成り立つ．

□

∵　(2.29) は明らかである．逆に，左極限値と右極限値が有限で等しいとき，任意の $\varepsilon > 0$ に対して，$0 < a - x < \delta_1$ ならば $|f(x) - \alpha| < \varepsilon$ かつ $0 < x - a < \delta_2$ ならば $|f(x) - \alpha| < \varepsilon$ が成り立つような $\delta_1 > 0$ と $\delta_2 > 0$ が存在する．このとき，$\delta = \min(\delta_1, \delta_2)$ に対して，$|x - a| < \delta$ ならば $|f(x) - \alpha| < \varepsilon$ が成り立つので，(2.30) が成り立つ．

□

定理 2.11 の系として，極限の非存在に応用できる以下の結果が得られる．

系 2.1　a における $f(x)$ の右極限か左極限の少なくとも一方が存在しない，あるいは右極限も左極限も存在するがそれらが一致しないならば，a における $f(x)$ の極限は存在しない．

□

二つの関数の和，差，積，商および関数の実数倍の極限について，次の定理が成り立つ．

定理 2.12　関数 $f(x)$ と $g(x)$ について，$\lim_{x \to a} f(x) = \alpha$ と $\lim_{x \to a} g(x) = \beta$ が成り立つとき (α, β：有限)，$f(x)$ と $g(x)$ の和，差，積，商，および $f(x)$ の実数倍について以下が成り立つ．

$$\lim_{x \to a} (f(x) + g(x)) = \alpha + \beta, \quad \lim_{x \to a} (f(x) - g(x)) = \alpha - \beta,$$

$$\lim_{x \to a} (f(x)\, g(x)) = \alpha\beta, \quad \lim_{x \to a} \frac{f(x)}{g(x)} = \frac{\alpha}{\beta} \quad (g(x) \neq 0,\ \beta \neq 0), \tag{2.31}$$

$$\lim_{x \to a} (\lambda f)(x) = \lambda\alpha \quad (\lambda \in \mathbb{R}).$$

ただし，a は ∞ あるいは $-\infty$ であってもよい．

□

∵　ここでは，極限の定義 (定義 2.6) の消化を促す趣旨で，関数の和に関して (2.31) の証明を ε 論法で与える[13]．仮定より，$\varepsilon/2 > 0$ を任意に選ぶとき，$\delta_1 > 0$ と $\delta_2 > 0$ を適切に選んで，$|x - a| < \delta_1$ ならば $|f(x) - \alpha| < \varepsilon/2$ が成り立ち，かつ $|x - a| < \delta_2$ ならば $|g(x) - \beta| < \varepsilon/2$

---

[13] 差，積，商および実数倍についても和の場合と同様に，$f(x)$ と $g(x)$ への仮定の成立に対する ε 論法から，左辺の関数形に応じた適切な $\delta > 0$ を構成して証明できるので，興味がある人は試みるとよい．

が成り立つようにできる．したがって，同じ ε について，$\delta = \min(\delta_1, \delta_2) > 0$ とすれば，$|x - a| < \delta$ ならば，

$$|(f(x) + g(x)) - (\alpha + \beta)| = |(f(x) - \alpha) + (g(x) - \beta)|$$

$$\leq |f(x) - \alpha| + |g(x) - \beta| < \frac{\varepsilon}{2} + \frac{\varepsilon}{2} = \varepsilon$$

が成り立つ．すなわち，関数 $f(x) + g(x)$ について (2.31) が成り立つ.

□

さらに，極限計算に応用されるいくつかの結果を定理の形で整理して紹介する.

定理 2.13 (はさみうちの定理)　関数 $f(x)$ と $g(x)$ について，$\lim\limits_{x \to a} f(x) = \alpha$ と $\lim\limits_{x \to a} g(x) = \beta$ であるとき，以下の (1) と (2) が成り立つ．ただし，a, α, β は有限値でなくてもよい.

(1)　$f(x) \leq g(x)$ ならば $\alpha \leq \beta$

(2)　$\alpha = \beta$ ならば $f(x) \leq h(x) \leq g(x)$ をみたす関数 $h(x)$ について $\lim\limits_{x \to a} h(x) = \alpha$

□

∵　定理 2.12 の (1) の証明と同じく，定義 2.6 の消化を促す趣旨で a, α, β がすべて有限な場合について，ε 論法で定理を証明してみよう．定理の仮定は，

任意の $\varepsilon > 0$ に対して，$\delta_1 > 0$ と $\delta_2 > 0$ を適切に選んで，

$|x - a| < \delta_1$ ならば $|f(x) - \alpha| < \varepsilon$ が成り立ち，かつ　　　　(2.32)

$|x - a| < \delta_2$ ならば $|g(x) - \beta| < \varepsilon$ が成り立つ

ということを意味している．(1) を背理法で示す．すなわち，極限値について $\alpha > \beta$ となっているとする．$\varepsilon = (\alpha - \beta)/2 > 0$ と選ぶときに (2.32) で定まる $\delta_1 > 0$ と $\delta_2 > 0$ の最小値 $\delta = \min(\delta_1, \delta_2) > 0$ を考える．(2.32) により，$|x - a| < \delta$ ならば，

$$\frac{\alpha + \beta}{2} = \alpha - \varepsilon < f(x) \quad \text{かつ} \quad g(x) < \beta + \varepsilon = \frac{\alpha + \beta}{2}$$

が得られるが，これは $f(x) \leq g(x)$ と矛盾する．よって (1) が成り立つ．次に (2) を示す．任意の $\varepsilon > 0$ について，(2.32) で定まる $\delta_1 > 0$ と $\delta_2 > 0$ を用いて，$\delta = \min(\delta_1, \delta_2) > 0$ とするとき，(2.32) と (2) の仮定により，

$$|x - a| < \delta \quad \text{ならば} \quad \alpha - \varepsilon < f(x) \leq h(x) \leq g(x) < \beta + \varepsilon = \alpha + \varepsilon$$

が成り立つ．これは，$h(x)$ が $x \to a$ のとき α に収束することの ε 論法による表現である.

□

定理 2.14　関数 $f(x)$ について，$\lim\limits_{x \to a} |f(x)| = \infty$ が成り立つとき，$\lim\limits_{x \to a} \dfrac{1}{f(x)} = 0$ が成り立つ．ただし，a は有限値でなくてもよい.

□

∵　a が有限値の場合の証明を与えておこう．定理の仮定から，任意の $G > 0$ に対して，$|x - a| < \delta$ ならば $|f(x)| > G$ が成り立つような $\delta > 0$ が存在する．よって，任意の $\varepsilon > 0$ に対して $G = 1/\varepsilon$ ととれば，上記の $\delta > 0$ に対して，$|x - a| < \delta$ ならば $|1/f(x) - 0| = |1/f(x)| < 1/G = \varepsilon$ が成り立つ．こうして，a が有限値の場合が証明された[14]．

□

定理 2.15　正の値をとる関数 $f(x)$ について，$\displaystyle\lim_{x \to a} f(x) = 0$ が成り立つとき，$\displaystyle\lim_{x \to a} \frac{1}{f(x)} = \infty$ が成り立つ．ただし，a は有限値でなくてもよい．

□

∵　a が有限値の場合の証明を与えておこう．定理の仮定から，任意の $\varepsilon > 0$ に対して，適切な $\delta > 0$ を選んで，$|x - a| < \delta$ ならば $0 < f(x) < \varepsilon$ が成り立つ．よって，任意の $G > 0$ に対して $G = 1/\varepsilon$ ととれば，前記の $\delta > 0$ を選んで，$|x - a| < \delta$ ならば $1/f(x) > 1/\varepsilon = G$ が成り立っている．こうして，a が有限値の場合が証明された[15]．

□

例 2.12 (べき乗関数の極限（自然数べきの場合）)　注意 1.5 を思い出すと，$n \in \mathbb{N}$ のとき，$f(x) = x^n$ は，$x \in \mathbb{R}$ で定義できて，以下が成り立つ．

(i)　$a \in \mathbb{R}$（有限）に対して　$\displaystyle\lim_{x \to a} x^n = a^n$．

(ii)　$n \in \mathbb{N}$ が偶数ならば　$\displaystyle\lim_{x \to \pm\infty} x^n = \infty$．

(iii)　$n \in \mathbb{N}$ が奇数ならば　$\displaystyle\lim_{x \to \pm\infty} x^n = \pm\infty$　（複号同順）．

∵　(i) は，定理 2.12 の関数の積に関する結果を帰納的に使えば示せる．(ii) は，任意の $G > 0$ に対して $M = G^{1/n}$ ととるとき，$x > M$ ならば $x^n > M^n = G$ が成り立つことで示される．(iii) は，符号に注意すれば，(ii) に倣って示せる．

□

例 2.13 (べき関数の極限（負の整数べきの場合）)　注意 1.5 を思い出すと，負の整数べきのべき乗関数 $f(x) = x^{-n}$ $(n \in \mathbb{N})$ は $x \neq 0$ に対して定義できて，以下が成り立つ．

(i)　$a \neq 0$（有限）に対して　$\displaystyle\lim_{x \to a} x^{-n} = a^{-n}$．

(ii)　n が偶数ならば $\displaystyle\lim_{x \to 0} x^{-n} = \infty$，　$\displaystyle\lim_{x \to \pm\infty} x^{-n} = 0$．

(iii)　n が奇数ならば $\displaystyle\lim_{x \to 0 \pm 0} x^{-n} = \pm\infty$　（複号同順），　$\displaystyle\lim_{x \to \pm\infty} x^{-n} = 0$．

∵　例 2.12 の (i) から (iii) の結果の逆数を考え，定理 2.14 や定理 2.15 を適用して示せる．

□

---

[14] a が $\pm\infty$ の場合は各自で試みるとよい．
[15] a が $\pm\infty$ の場合は各自で試みるとよい．

例 2.14 (べき乗関数の極限（一般実数べき）)　べき乗関数 $y = x^c$ $(c \in \mathbb{R}$：固定, $x > 0)$ の極限について，以下が成り立つ.

(i)　$a > 0$（有限）に対して　$\lim_{x \to a} x^c = a^c$

(ii)　$c > 0$ ならば　$\lim_{x \to 0+0} x^c = 0$,　$\lim_{x \to \infty} x^c = \infty$

(iii)　$c < 0$ ならば　$\lim_{x \to 0+0} x^c = \infty$,　$\lim_{x \to \infty} x^c = 0$

∵　(i) を $c > 0$ の場合の証明を与えておこう. $x^c - a^c = a^c\{(x/a)^c - 1\}$ だから, $(x/a)^c - 1 \to 0$ $(x \to a)$ を示せばよい. まず, $c \in \mathbb{Q}$ の場合を示す. $c = p/q$ $(p, q \in \mathbb{N})$, $X = x/a$ (> 0) と表すとき,

$$|X^p - 1| = |(X^c)^q - 1| = |X^c - 1||(X^c)^{q-1} + (X^c)^{q-2} + \cdots + X^c + 1|$$
$$> |X^c - 1| \geq 0 \tag{2.33}$$

を得る. X^p について，例 2.12 より，$X^p - 1 \to 0$ $(X \to 1)$ である. これと不等式 (2.33) から，$X^c - 1$ について定理 2.13 が適用できて，$X^c \to 1$ $(X \to 1)$ が示された. $c > 0$ が無理数 r のときは，$q_1 < r < q_2$ なる正の有理数 q_1, q_2 がとれて，$\min(x^{q_1}, x^{q_2}) < x^r < \max(x^{q_1}, x^{q_2})$ $(x > 0)$ である. x^{q_1} も x^{q_2} も $x \to 1$ で 1 に収束することが上で示されているので，定理 2.13 より x^r もまた $x \to 1$ で 1 に収束する. よって，$c > 0$ で (i) が成立する. x^c の逆数をとれば，上の議論を利用して $c < 0$ でも (i) の成立を示せる. (ii) や (iii) は容易に示せる.

□

例 2.15 (指数関数の極限)　指数関数 $y = c^x$ $(c > 0$：固定, $x \in \mathbb{R})$ の極限について，以下が成り立つ.

(i)　有限な $a \in \mathbb{R}$ に対して　$\lim_{x \to a} c^x = c^a$.

(ii)　$c > 1$ ならば　$\lim_{x \to \infty} c^x = \infty$,　$\lim_{x \to -\infty} c^x = 0$.

(iii)　$0 < c < 1$ ならば　$\lim_{x \to \infty} c^x = 0$,　$\lim_{x \to -\infty} c^x = \infty$.

∵　(i) については，$|c^x - c^a| = c^a|c^{x-a} - 1|$ であるから，$c^{(x-a)} \to 1$ $(x \to a)$ を示せばよい. 例 2.5 より，任意の $\varepsilon > 0$ に対して $n \geq N$ ならば $0 < |c^{\pm 1/n} - 1| < \varepsilon$ が成り立つような番号 N が存在する. よって，$\delta = 1/N$ に対して $|x - a| < \delta$ ならば $|c^{x-a} - 1| < \varepsilon$ が成り立つ. よって，$c^{(x-a)} \to 1$ $(x \to a)$ であり，(i) が示せた. (ii) と (iii) は，例 2.3 に基いて示せる.

□

例 2.16 (対数関数の極限)　対数関数 $y = \log_c x$ $(c > 0$：固定, $x > 0)$ の極限について，以下が成り立つ.

(i)　有限な $a \in \mathbb{R}$ に対して　$\lim_{x \to a} \log_c x = \log_c a$.

(ii) $c > 1$ ならば $\displaystyle\lim_{x\to\infty}\log_c x = \infty,$ $\displaystyle\lim_{x\to 0+0}\log_c x = -\infty.$

(iii) $0 < c < 1$ ならば $\displaystyle\lim_{x\to\infty}\log_c x = -\infty,$ $\displaystyle\lim_{x\to 0+0}\log_c x = \infty.$

∵ $c > 1$ の下で, (i) を示しておこう. $\log_c x - \log_c a = \log_c(x/a)$ だから, $\log_c x \to 0\ (x \to 1)$ が示せればよい. $\{\log_c(1+1/n)\}$ は単調減少で下に有界 (0 は下界のひとつ) である. この数列の下限 s が正ならば, $\log_c(1+1/n) \geq s > 0$, すなわち $1+1/n \geq c^s > 1$ を意味し, $1+1/n \to 1$ $(n \to \infty)$ と矛盾する. よって, 下限は 0 であり, 定理 2.6 の証明より $\log_c(1+1/n) \to 0$ $(n \to \infty)$ である. 一方, $\{\log_c(1-1/n)\}$ は単調増加で上に有界 (0 は上界のひとつ) である. この数列の上限 s' が負ならば, $\log_c(1-1/n) \leq s' < 0$, すなわち $1-1/n \leq c^{s'} < 1$ を意味し, $1-1/n \to 1$ $(n \to \infty)$ と矛盾する. よって, 上限は 0 であり, 定理 2.6 の証明より $\log_c(1-1/n) \to 0$ $(n \to \infty)$ である. $x \to 1$ なる x については, $1-1/n < x < 1+1/n$ なる n が x の値に応じて増加しながらとれるので, $\displaystyle\lim_{x\to 1}\log_c x = \lim_{n\to\infty}\log_c(1\pm\frac{1}{n}) = 0$ が得られる. こうして, $\displaystyle\lim_{x\to a}(\log_c x - \log_c a) = \lim_{x\to a}\log_c(x/a) = 0$ が示された. また, $c > 1$ のとき, 任意の $G > 0$ に対して, $M = c^G$ と $\delta = c^{-G}$ を考えるとき, $x > M$ ならば $\log_c x > \log_c M = G$ が成り立ち, $(0<)x < \delta$ ならば, $\log_c x < \log_c \delta < -G$ が成り立つ. すなわち, (ii) が示された. (iii) も (ii) の証明に倣って実行できる. □

例 2.17 (三角関数の極限) 三角関数について, 以下が成り立つ.

(i) $\displaystyle\lim_{x\to a}\sin x = \sin a.$

(ii) $\displaystyle\lim_{x\to a}\cos x = \cos a.$

(iii) $\displaystyle\lim_{x\to a}\tan x = \tan a$ $(a \neq \dfrac{\pi}{2} + n\pi, n \in \mathbb{Z}).$

∵ まず, $\sin x \to 0\ (x \to 0)$ を示す. 図 2.1 に示すとおりに, (X, Y) 平面において単位円を描き, O (原点), A, P の 3 点をとる. ただし, $0 < x < \pi/2$ とする. $x \to 0+0$ の場合を考える. 三角形 OAP と扇形 OAP の面積の比較から, $0 < \sin x < x$ が成り立つので, 定理 2.13 により, $\sin x \to 0\ (x \to 0+0)$ が得られる. さらに, $\sin(-x) = -\sin x$ より, $\sin x \to 0$ $(x \to 0-0)$ もただちに得られる. これらと定理 2.11 より, $\sin x \to 0\ (x \to 0)$ が示された. 次に, この結果を利用して (i) を示そう. 加法公式 (1.61), (1.62) より,

$$|\sin x - \sin a| = \left|\sin\left(\frac{x+a}{2} + \frac{x-a}{2}\right) - \sin\left(\frac{x+a}{2} - \frac{x-a}{2}\right)\right|$$

$$= \left|2\cos\frac{x+a}{2}\sin\frac{x-a}{2}\right| \leq 2\left|\sin\frac{x-a}{2}\right| \to 0 \quad (x \to a)$$

が得られ, 注意 2.5 により (i) が示された. $\cos x = \sin(\pi/2 - x)$ と (i) により, (ii) が示せる. (iii) は, $\tan x = (\sin x)/(\cos x)$, (i), (ii), および定理 2.12 の (2.31) の第 4 式により示される. □

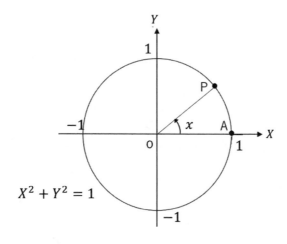

図 **2.1**

例 2.18　関数の極限を求めよ.

(1)　$f(x) = x^3 + 2x^2 + 6x + 1 \quad (x \to -2)$

$$\lim_{x \to -2}(x^3 + 2x^2 + 6x + 1) = \lim_{x \to -2} x^3 + 2\lim_{x \to -2} x^2 + 6\lim_{x \to -2} x + 1$$

$$= (-2)^3 + 2 \cdot (-2)^2 + 6 \cdot (-2) + 1 = -11$$

(2)　$f(x) = \dfrac{x^3 - 2x + 1}{x^3 + 1} \quad (x \to \infty)$

$$\lim_{x \to \infty} \frac{x^3 - 2x + 1}{x^3 + 1} = \lim_{x \to \infty} \frac{1 - (2/x^2) + (1/x^3)}{1 + (1/x^3)} = \frac{1 - 2 \cdot 0 + 0}{1 + 0} = 1$$

(3)　$f(x) = \dfrac{2^x + 3^{x-1}}{2^x + 3^x} \quad (x \to \infty)$

$$\lim_{x \to \infty} \frac{2^x + 3^{x-1}}{2^x + 3^x} = \lim_{x \to \infty} \frac{(2/3)^x + 1/3}{(2/3)^x + 1} = \frac{0 + 1/3}{0 + 1} = \frac{1}{3}$$

(4)　$f(x) = \dfrac{x^2 - 6x + 8}{x^2 + 3x - 10} \quad (x \to 2)$

$$\lim_{x \to 2} \frac{x^2 - 6x + 8}{x^2 + 3x - 10} = \lim_{x \to 2} \frac{(x-2)(x-4)}{(x-2)(x+5)} = \lim_{x \to 2} \frac{x-4}{x+5} = -\frac{2}{7}$$

(5)　$f(x) = \dfrac{\sin x}{x} \quad (x \to \infty)$

$|\sin x| \leq 1$ より, $x > 0$ のとき, $-1/x \leq (\sin x)/x \leq 1/x$ である. $x \to \infty$ で $-1/x$ と $1/x$ の極限値は 0 であるので, $\dfrac{\sin x}{x} \to 0 \quad (x \to \infty)$ である.

(6)　$f(x) = e^{\sin x} \quad (x \to \infty)$

$n \in \mathbb{N}$ のとき, $f(\pi/2 + 2n\pi) = e$, $f(-\pi/2 + 2n\pi) = e^{-1}$ であるので, $\displaystyle\lim_{x \to \infty} e^{\sin x}$ は発散する.

□

問題 2.4 次の極限を求めよ. $f(x) = \sqrt{x+1} - \sqrt{x}$ $(x \to \infty)$, $f(x) = \dfrac{x^3+1}{x^4-1}$ $(x \to -1)$,

$f(x) = \dfrac{x^2 + x\cos x}{x^2+3}$ $(x \to \infty)$, $f(x) = x\sin\dfrac{1}{x}$ $(x \to 0)$

例 2.19 $\displaystyle\lim_{x \to \infty}\left(1+\dfrac{1}{x}\right)^x = e$, $\displaystyle\lim_{x \to -\infty}\left(1+\dfrac{1}{x}\right)^x = e$ である.

∵ まず, $x \to \infty$ の場合を示す. $x > 0$ が $n \le x < n+1$ $(n \in \mathbb{N})$ をみたすとき,

$$(0<)\left(1+\dfrac{1}{n+1}\right)^n < \left(1+\dfrac{1}{x}\right)^x < \left(1+\dfrac{1}{n}\right)^{n+1} \quad (n \le x < n+1, n \in \mathbb{N})$$

が成り立つ. 上の設定において, $x \to \infty$ ならば $n \to \infty$ となり, $n \to \infty$ のとき, 定理 2.1 や例 2.9 により

$$\lim_{n \to \infty}\left(1+\dfrac{1}{n+1}\right)^n = \lim_{n \to \infty}\left\{\left(1+\dfrac{1}{n+1}\right)^{-1}\left(1+\dfrac{1}{n+1}\right)^{n+1}\right\} = 1 \times e = e$$

$$\lim_{n \to \infty}\left(1+\dfrac{1}{n}\right)^{n+1} = \lim_{n \to \infty}\left\{\left(1+\dfrac{1}{n}\right)\left(1+\dfrac{1}{n}\right)^n\right\} = 1 \times e = e$$

が得られる. よって, $x \to \infty$ の場合, $\displaystyle\lim_{x \to \infty}\left(1+\dfrac{1}{x}\right)^x = e$ が成り立つ. 次に, $x \to -\infty$ の場合を示す. $x = -t$ とおくとき, $x \to -\infty$ ならば $t \to \infty$ であるから,

$$\lim_{x \to -\infty}\left(1+\dfrac{1}{x}\right)^x = \lim_{t \to \infty}\left(1-\dfrac{1}{t}\right)^{-t} = \lim_{t \to \infty}\left(1+\dfrac{1}{t-1}\right)^t$$

$$= \lim_{t \to \infty}\left\{\left(1+\dfrac{1}{t-1}\right)\left(1+\dfrac{1}{t-1}\right)^{t-1}\right\} = 1 \times e = e$$

が得られる.

□

例 2.20 $\displaystyle\lim_{x \to 0}(1+x)^{\frac{1}{x}} = e$ である.

∵ $x \to 0+0$ の場合を考える. $t = 1/x$ とおくと, $t = 1/x \to \infty$ である. 例 2.19 より $(1+x)^{1/x} = (1+1/t)^t \to e$ $(x \to 0+0)$ が得られる. $x \to 0-0$ の場合においても, 同様に $t = 1/x$ とおくと, $t = 1/x \to -\infty$ であるので, 例 2.19 より $(1+x)^{1/x} = (1+1/t)^t \to e$ $(x \to 0-0)$ も得られる. これらと定理 2.11 により, $(1+x)^{1/x} = (1+1/t)^t \to e$ $(x \to 0)$ が示された.

□

例 2.21 $\displaystyle\lim_{x \to 0}\dfrac{\sin x}{x} = 1$ である.

∵ 図 2.2 に示すとおりに, (X, Y) 平面において単位円を描き, O (原点), A, P, T の 4 点をとる. ただし, $0 < x < \pi/2$ とする. $x \to 0+0$ の場合を考える. 三角形 OAP, 扇型 OAP および三角形 OAT の面積の比較から, 不等式 $\sin x < x < \tan x$ が得られる. ここから得られる不等式 $\cos x < \dfrac{\sin x}{x} < 1$, 例 2.17 および定理 2.13 から, $\sin x/x \to 1$ $(x \to 0+0)$ が示

される．$x \to 0-0$ の場合は，$t = -x$ とするときに，$\sin x/x = \sin(-t)/(-t) = \sin t/t \to 1$ $(t = -x \to 0+0)$ で示される．以上と定理 2.11 により，$\sin/x \to 1$ $(x \to 0)$ が示された．

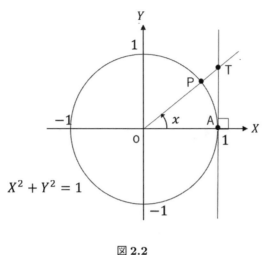

図 2.2

例 2.22 $\displaystyle\lim_{x \to 0} \frac{e^x - 1}{x} = 1$ である．

$\because$ $t = e^x - 1$ とおくと，$x \to 0$ ならば $t \to 0$ であり，$x = \log(1+t)$ である．このとき，$(e^x - 1)/x = t/\log(1+t) = \{\log(1+t)^{1/t}\}^{-1}$ となる．$\log(1+t)^{1/t}$ について，例 2.20 で示した $(1+t)^{1/t} \to e$ $(t \to 0)$，例 2.16 の (i) と定理 2.12 の商の極限より，$\{\log(1+t)^{1/t}\}^{-1} \to (\log e)^{-1} = 1$ が示された．

例 2.23 (ミカエリス・メンテンの式) 酵素反応の初期反応速度 ν と基質濃度 s の間の関係式として，ミカエリス・メンテンの式

$$\nu = \frac{V_{\max}s}{K_m + s} \tag{2.34}$$

が知られている[16]．$V_{\max}$ は初期反応速度の最大値で，K_m はミカエリス定数である（いずれも正）．この式から描けるグラフ（たて軸 ν，よこ軸 s）は直角双曲線 $\nu = -V_{\max}K_m/s$ のグラフを，ν 軸方向に $V_{\max}$，s 軸方向に $-K_m$ 平行移動させて得られることは，高校数学の範囲でわかる．s が K_m に比べて十分大きいとき（$s \gg K_m$）の近似として $\nu \cong V_{\max}$ が知られ，s が K_m と比べて十分小さいとき（$0 \le s \ll K_m$）の近似として $\nu \cong V_{\max}s/K_m$ が知られている．ここでは，前者を関数の極限の観点から説明してみよう．後者は，3.8 節の例 3.22 において，マクローリン展開の観点から説明する．いま，$s \gg K_m$ だから，$K_m/s = x \to 0+0$ の状

---

[16] この式の導出は，薬学専門科目で学んでほしい．

況と捉えよう. このとき, ν の極限は

$$\nu = \frac{V_{\max}s}{K_m + s} = \frac{V_{\max}}{(K_m/s) + 1} = \frac{V_{\max}}{x + 1} \to V_{\max} \quad (x \to 0 + 0)$$

となる. これは「s が $(K_m$ と比べて) 大きくなるとき, ν と $V_{\max}$ の差は 0 に近づく」ことを主張しており, 近似式 $\nu \cong V_{\max}$ $(s \gg K_m)$ に到る.

□

例 2.24　関数の極限を求めよ.

(1)　$f(x) = \left(1 + \dfrac{1}{x}\right)^{2x}$ $(x \to \infty)$

$$\lim_{x \to \infty} \left(1 + \frac{1}{x}\right)^{2x} = \lim_{x \to \infty} \left\{\left(1 + \frac{1}{x}\right)^{x}\right\}^{2} = \lim_{t \to e} t^{2} = e^{2}.$$

(2)　$f(x) = \left(1 + \dfrac{1}{x^2}\right)^{x}$ $(x \to \infty)$

$$f(x) = \left(1 + \frac{1}{x^2}\right)^{x} = \left\{\left(1 + \frac{1}{x^2}\right)^{x^2}\right\}^{1/x} \quad \text{である. 例 2.9 から, } x > 0 \text{ において}$$

$1 < \left(1 + \dfrac{1}{x^2}\right)^{x^2} < e$ であるから, $e^{1/x} \to 1$ $(x \to \infty)$ と, はさみうちの定理により $\left(1 + \dfrac{1}{x^2}\right)^{x} \to 1$ $(x \to \infty)$ である.

(3)　$f(x) = \dfrac{e^{4x} - 1}{3x}$ $(x \to 0)$

$$\lim_{x \to 0} \frac{e^{4x} - 1}{3x} = \frac{4}{3} \lim_{t \to 0} \frac{e^{t} - 1}{t} = \frac{4}{3}.$$

(4)　$f(x) = \dfrac{1 - \cos x}{x^2}$ $(x \to 0)$

$$\lim_{x \to 0} \frac{1 - \cos x}{x^2} = \lim_{x \to 0} \frac{(1 - \cos x)(1 + \cos x)}{x^2(1 + \cos x)} = \lim_{x \to 0} \frac{\sin^2 x}{x^2(1 + \cos x)}$$

$$= \lim_{x \to 0} \left\{\left(\frac{\sin x}{x}\right)^2 \frac{1}{1 + \cos x}\right\} = 1^2 \cdot \frac{1}{1 + 1} = \frac{1}{2}.$$

(5)　$f(x) = \dfrac{1}{x} \log(1 + x)$ $(x \to 0)$

$$\lim_{x \to 0} \frac{1}{x} \log(1 + x) = \lim_{x \to 0} \log\left((1 + x)^{1/x}\right) = \lim_{t \to e} \log t = \log e = 1.$$

□

問題 2.5　関数の極限を求めよ. $f(x) = \dfrac{x - \pi}{\tan(x - \pi)}$ $(x \to \pi)$, $f(x) = (1 + \sin x)^{1/x}$ $(x \to 0)$, $f(x) = \dfrac{\sin x}{e^x - 1}$ $(x \to 0)$, $f(x) = \dfrac{x}{|x|}$ $(x \to 0)$

2.5 関数の連続性

関数の極限の概念を用いて，関数の連続性について説明する．

定義 2.11 開区間 A で定義されている関数 $f(x)$ が $a \in A$ において連続であるとは，

$$\lim_{x \to a} f(x) = f(a) \tag{2.35}$$

が成り立つときをいう．$f(x)$ が $a \in A$ において連続でないとき，$f(x)$ は $a \in A$ において不連続という．$f(x)$ が任意の $a \in A$ において連続であるとき，$f(x)$ は開区間 A で連続であるという．

$\square$

注意 2.6 閉区間上 $[p,q]$ で $f(x)$ が定義されている場合，区間の端点 p において $f(x)$ が（右）連続，あるいは端点 q において（左）連続であるとは，

$$\lim_{x \to p+0} f(x) = f(p) \quad \text{あるいは} \quad \lim_{x \to q-0} f(x) = f(q) \tag{2.36}$$

が成り立つときをいう．区間の端点では片側連続性を考えることにより，関数の連続性の概念は定義域を任意の形の区間[17] あるいはそれらの和集合に拡張可能となる．

$\square$

例 2.25 べき乗関数，指数関数，対数関数の極限関する例 2.14 から例 2.16 のそれぞれの (i) により，べき乗関数，指数関数，対数関数は，それぞれ $x > 0$，$x \in \mathbb{R}$，$x > 0$ で連続である．また，三角関数の極限に関する例 2.17 の (i) により，$\sin x$ と $\cos x$ は $x \in \mathbb{R}$ で連続であり，$\tan x$ は $x \neq \pi/2 + n\pi$ $(n \in \mathbb{Z})$ で連続である．

$\square$

例 2.26 実用上で重要な不連続関数を 2 つ紹介する．

$$\text{ガウス記号の関数：} [x] = x \text{ を超えない最大の整数} \tag{2.37}$$

$$\text{単位ステップ関数：} U(x) = \begin{cases} 1 & (x > 0) \\ 0 & (x \leq 0) \end{cases} \tag{2.38}$$

$n \leq x < n+1$ $(n \in \mathbb{Z})$ のとき，$[x] = n$ である．$y = [x]$ は，$x = n$（整数値）において不連続である．また，$y = U(x)$ は，$x = 0$ において不連続である．図 2.3 はこれら 2 つの関数のグラフである．

$\square$

---

[17] 例 1.1 も参照せよ．

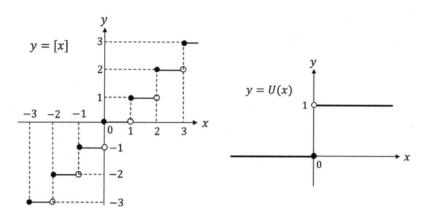

図 2.3 ガウス記号の関数 $y = [x]$ と単位ステップ関数 $y = U(x)$

連続関数 $f(x)$ について，$\alpha = f(a)$ の下で定義 2.6 を吟味することで，次の定理が得られる.

定理 2.16 開区間 I 上の関数 $f(x)$ が $a \in I$ において連続であるとする. もし $f(a) > 0$ ならば，$0 < c < f(a)$ なる c に対して $\delta > 0$ を適切に選んで，$|x - a| < \delta$ ならば $f(x) > c (> 0)$ とできる. もし $f(a) < 0$ ならば，$f(a) < \tilde{c} < 0$ なる $\tilde{c}$ に対して $\delta > 0$ を適切に選んで，$|x - a| < \delta$ ならば $f(x) < \tilde{c} (< 0)$ とできる.

□

∵ $f(a) > 0$ の場合を示す. $0 < c < f(a)$ なる c に対して $\varepsilon = f(a) - c > 0$ ととるとき，$\alpha = f(a)$ とした定義 2.6 より，$\delta > 0$ が存在して $|x - a| < \delta$ ならば $|f(x) - f(a)| < \varepsilon$ が成り立つ. したがって，$c = f(a) - \varepsilon < f(x)$ が成り立つ. $f(a) < 0$ の場合は，$f(a) > 0$ の場合を参考に各自で示してみるとよい.

□

定義 1.5，定理 2.12 および定義 2.11 より 2 つの連続関数の和，差，積，商および連続関数の実数倍として与えられる関数の連続性について，次の定理が成り立つ.

定理 2.17 定義域を A とする関数 $f(x)$ と $g(x)$ が $x = a \in A$ において連続ならば，それらの和 $f(x) + g(x)$，差 $f(x) - g(x)$，積 $f(x)g(x)$，商 $f(x)/g(x)$ および実数倍 $\lambda f(x)$ $(\lambda \in \mathbb{R})$ もまた $x = a$ において連続である. ただし，商については A において $g(x) \neq 0$ も仮定する.

□

連続関数の合成関数について，以下が成り立つ.

定理 2.18 定義域を A とする関数 $f(x)$ と，$f(A)$ を含む B を定義域とする関数 $g(x)$ の合成関数 $(g \circ f)(x) = g(f(x))$ を考える. $f(x)$ が $a \in A$ において，$g(x)$ が $f(a) \in f(A) \subset B$ において連続ならば，合成関数 $(g \circ f)(x)$ は $a \in A$ において連続である. すなわち，

$$\lim_{x \to a} (g \circ f)(x) = (g \circ f)(a) = g(f(a)) \tag{2.39}$$

が成り立つ.

□

∵ 再び ε 論法の練習機会としてみよう. $f(a)$ における $g(x)$ の連続性から, 任意の $\varepsilon > 0$ に対して $\delta > 0$ が存在して, $|x - f(a)| < \delta$ ならば $|g(x) - g(f(a))| < \varepsilon$ が成り立つ. さらに, a における $f(x)$ の連続性から, 上記の δ に対して $\delta' > 0$ が存在して, $|x - a| < \delta'$ ならば $|f(x) - f(a)| < \delta$ が成り立つ. すなわち, $|x - a| < \delta'$ ならば $|g(f(x)) - g(f(a))| < \varepsilon$ が成り立つ. よって, $(g \circ f)(x)$ は $a \in A$ において連続である.

□

閉区間上の連続関数の顕著な性質について, 次の2つの定理が知られている[18].

定理 2.19 有界閉区間 I 上で定義される連続関数 $f(x)$ は最大値と最小値を持つ. すなわち, 任意の $x \in I$ に対して不等式 $f(x_1) \le f(x) \le f(x_2)$ が成り立つような, $x_1, x_2 \in I$ が存在する.

□

定理 2.19 では, 区間の有界性と閉性がポイントになっている. 例えば, 馴染みのある指数関数 $f(x) = e^{-x}$ を考える. この関数は $\mathbb{R}$ で連続なので任意区間で連続である. 例えば, $f(x)$ は有界閉区間 $[0,1]$ を定義域とするとき, 最大値 1 $(x = 0)$ と最小値 e^{-1} $(x = 1)$ を持つ. しかし, 定義域が有界開区間 $(0,1)$ ならば最大値も最小値も持たない. また, 半閉区間 $[0, \infty)$ (非有界) が定義域のときは, 最大値 1 $(x = 0)$ は持つが, 最小値は持たない.

定理 2.20 有界閉区間 I 上の連続関数 $f(x)$ の値域 $f(I)$ は有界閉区間である.

□

定理 2.19 と定理 2.20 より, 中間値の定理と呼ばれる次の定理が導かれる.

定理 2.21 (中間値の定理) 有界閉区間 $I = [a, b]$ 上で定義される連続関数 $f(x)$ を考える. $f(a) < f(b)$ のとき, $f(a) < y < f(b)$ をみたす任意の y に対して, $y = f(c)$ となる $c \in (a, b)$ が存在する. $f(a) > f(b)$ のとき, $f(b) < y < f(a)$ をみたす任意の y に対して, $y = f(c)$ となる $c \in (a, b)$ が存在する.

□

∵ 定理 2.19 より, $f(x)$ は最大値 $(= M)$ と最小値 $(= m)$ を持つ. このとき, 定理 2.20 により, $f(I) = [m, M]$ である. $f(a) \in f(I)$ かつ $f(b) \in f(I)$ であるから, $f(a)$ と $f(b)$ の間

---

[18] これらの定理では, 位相的な考察の追加が必要なので, 証明は割愛する.

の任意の値 y もまた $y \in f(I)$ である. 関数の値域の定義式 (1.31) により, $y = f(c)$ となる $c \in (a, b)$ が存在が保証される.

$\square$

注意 2.7 中間値の定理は, あくまで, $f(a)$ と $f(b)$ の間の値 y に対する, $y = f(c)$ なる $c \in (a, b)$ の存在を保証しているだけであり, c の個数や, その具体的な値については何も教えてくれない.

$\square$

定理 1.7 で述べたように, 区間 I 上の狭義単調関数[19] f は $f(I)$ を定義域とする逆関数 f^{-1} を持つ. 有界閉区間 I 上の狭義単調関数 f が連続であるとき, 逆関数 f^{-1} について次の定理が成り立つ.

定理 2.22 有界閉区間 I を定義域とする関数 $y = f(x)$ が I において狭義単調増加 (あるいは狭義単調減少) かつ連続ならば, 有界閉区間 $f(I)$ を定義域とする逆関数 $x = f^{-1}(y)$ が存在し, $f^{-1}(y)$ は $f(I)$ において狭義単調増加 (あるいは狭義単調減少) かつ連続である.

$\square$

$\because$　$y = f(x)$ が狭義単調増加である場合を証明する. 定理 1.7 より, $f(x)$ の終域を $f(I)$ ととるとき, $y = f(x)$ には定義域を $f(I)$ とする逆関数 $x = f^{-1}(y)$ が存在する. 定理 2.20 により, $f(I)$ は有界閉区間である. $f^{-1}(y)$ が狭義単調増加であることを示そう. このとき, もし $f^{-1}(y)$ が狭義単調増加でなければ, $y_1 < y_2 \in f(I)$ かつ $f^{-1}(y_1) > f^{-1}(y_2)$ をみたす $y_1, y_2 \in f(I)$ が存在しなければならない[20]. しかるに, $f^{-1}(y_1) > f^{-1}(y_2)$ と $f(x)$ の狭義単調増加性より, $y_1 = f(f^{-1}(y_1)) > f(f^{-1}(y_2)) = y_2$ が得られるが, これは $y_1 < y_2$ に矛盾する. よって, $f^{-1}(y)$ も狭義単調増加になる. $f^{-1}(y)$ の連続性を示そう. $a \in I$ を任意に固定するとき, $[a - \varepsilon, a + \varepsilon] \subset I$ をみたす任意の $\varepsilon > 0$ に対して, $f(x)$ の狭義単調増加性より $f([a - \varepsilon, a + \varepsilon]) = [f(a - \varepsilon), f(a + \varepsilon)]$ と $f(a - \varepsilon) < f(a) < f(a + \varepsilon)$ が得られる. $f(a - \varepsilon) < f(a) - \delta < f(a) < f(a) + \delta < f(a + \varepsilon)$ をみたす $\delta > 0$ を 1 つ選ぶとき, $f^{-1}(y)$ の狭義単調増加性により, $f^{-1}((f(a) - \delta, f(a) + \delta)) \subset (a - \varepsilon, a + \varepsilon)$ が成り立つ. すなわち, $[a - \varepsilon, a + \varepsilon] \subset I$ をみたす任意の $\varepsilon > 0$ に対して, 上記の $\delta > 0$ をとれば, $|y - f(a)| < \delta$ をみたす任意の $y \in f(I)$ について $|f^{-1}(y) - a| < \varepsilon$ が成り立つ. こうして, $f(a)$ における $f^{-1}(y)$ の連続性が示された. $y = f(x)$ が狭義単調減少の場合も上に倣って証明できる.

$\square$

---

[19] 定義 1.4 を参照のこと.
[20] 等号成立は, $f(x)$ が関数ではないこと (1 対多対応) を意味するので, 起こりえない.

第 3 章

1 変数関数の微分法

微分法は，自然界，産業，社会などにおいて，ある変量に追従して変化する別の変量の振る舞いを知るために用いられる代表的な方法である．歴史的には，物体の運動を詳しく知る過程とともに発展してきたといえる．この章では，1 変数関数の微分法を学ぶ．

3.1 微分係数と導関数

定義 3.1 (微分可能性と微分係数) 区間 I を定義域とする関数 $f(x)$ を考える．$a \in I$ において，ある有限値 α が存在して

$$\lim_{x \to a} \frac{f(x) - f(a)}{x - a} = \alpha \quad \text{同じ意味で} \quad \lim_{h \to 0} \frac{f(a + h) - f(a)}{h} = \alpha \tag{3.1}$$

が成り立つとき，$f(x)$ は a で微分可能であるという．このとき，極限値 α を a における $f(x)$ の微分係数と呼び，$f'(a)$ あるいは $\dfrac{df}{dx}(a)$ と表す．なお，区間 I が端点を含むときには，極限 (3.1) は片側極限に置き換えて考える．

□

上記の定義をはじめとして，本章では定義や定理が対象とする関数の定義域として，区間の場合を主に想定している．有限個の区間の合併集合まで定義域を拡張可能な定義や定理もあるが，区間が定義域の場合からの拡張可否は必要に応じて考えてもらいたい．

定理 3.1 区間 I を定義域とする関数 $f(x)$ が $x = a$ において微分可能で $f'(a) = \alpha$ であることは，以下の (1) と (2) のいずれとも同値である．

(1) ある実数 α が存在して，

$$f(x) = f(a) + \alpha(x - a) + R(x), \quad \lim_{x \to a} \frac{R(x)}{x - a} = 0 \tag{3.2}$$

が成り立つ．

(2) a を含む十分に小さな開区間 $J (\subset I)$ 上の関数 $h(x)$ で，a で連続かつ J 上で

$$f(x) = f(a) + h(x)(x - a) \tag{3.3}$$

が成り立つものが唯一存在する．このとき，

$$h(x) = \begin{cases} \dfrac{f(x) - f(a)}{x - a} & (x \neq a) \\ \alpha & (x = a) \end{cases} \tag{3.4}$$

である．

□

∵　まず，(3.1) と (1) の同値性を示す．(3.1) が成り立つとき，$R(x) = f(x) - f(a) - \alpha(x - a)$ に対して

$$\frac{R(x)}{x - a} = \frac{f(x) - f(a)}{x - a} - \alpha \to 0 \quad (x \to a),$$

すなわち (1) が成り立つ．逆に (1) が成り立つとき，

$$\frac{f(x) - f(a)}{x - a} - \alpha = \frac{R(x)}{x - a} \to 0 \quad (x \to a),$$

すなわち (3.1) が成り立つ．次に，(3.1) と (2) の同値性を示す．(3.1) が成り立つとき，$x \neq a$ において (3.3) をみたす連続関数は，$h(x) = \{f(x) - f(a)\}/(x - a)$ しかない．(3.1) より，$h(x) \to f'(a) = \alpha \quad (x \to a)$ であるから，$h(x)$ が $x = a$ で連続になるには $h(a) = \alpha$ でなければならない．すなわち (2) が成り立つ．逆に (2) が成り立つとき，$x \to a$ で $\{f(x) - f(a)\}/(x - a) = h(x) \to \alpha$，すなわち (3.1) が成り立つ．

□

定義 3.2　区間 I を定義域とする関数 $f(x)$ が，任意の $a \in I$ において微分可能なとき，$f(x)$ は I で微分可能という．

□

定義 3.3　区間 I において微分可能な関数 $f(x)$ について，各点 $a \in I$ に a における $f(x)$ の微分係数を対応させる関数を導関数と呼び，$f'(x)$ あるいは $\dfrac{df}{dx}(x)$ と表す．

□

関数 $f(x)$ を微分するとは，$f(x)$ の導関数を求めることをいう．

注意 3.1　$f(x)$ の導関数の書き方には，上記の書き方の他に $(f(x))'$ や $\dfrac{d}{dx}(f(x))$ などがある．また，従属変数 y を導入して $y = f(x)$ のように関数を表すときには，導関数を y' や $\dfrac{dy}{dx}$ のような形でを表すこともある[1]．

□

関数の微分可能性と連続性には次の関係がある．

---

[1] どれがいいのか迷うほど多くの書き方だが，前後の文章や式の流れで自然に決まってくるのが普通である．

定理 3.2　区間 I で定義された関数 $f(x)$ が $a \in I$ で微分可能ならば，$f(x)$ は a において連続である.

$\square$

$\because$　定理 3.1 の (2) より，

$$\lim_{x \to a} \{f(x) - f(a)\} = \lim_{x \to a} \{(x-a)h(x)\} = \lim_{x \to a}(x-a)\lim_{x \to a}h(x) = 0 \times f'(a) = 0$$

が得られて連続性が示される.

$\square$

定理 3.2 の逆は成り立たない．易しい例を挙げておこう.

例 3.1　$f(x) = |x|\ (x \in \mathbb{R})$ は，$x = 0$ で連続だが微分可能ではない．連続性は明らかなので，微分不可能であることを示す．$\{f(x) - f(0)\}/(x-0) = |x|/x$ は，$x > 0$ で定数 1 に，$x < 0$ で定数 -1 に等しく，$x \to 0$ で右極限と左極限が一致しないので，$\{f(x) - f(0)\}/(x-0)$ は $x \to 0$ で極限をもたない．すなわち，$x = 0$ で微分不可能である.

$\square$

例 3.2　べき乗関数，指数関数，対数関数，三角関数の導関数は以下の表 3.1 のとおりである.

表 3.1　基本的な関数の導関数（その 1）

$f(x)$	$f'(x)$	$f(x)$	$f'(x)$	$f(x)$	$f'(x)$
x^r	rx^{r-1}	e^x	e^x	$\log|x|$	$\dfrac{1}{x}$
$\sin x$	$\cos x$	$\cos x$	$-\sin x$	$\tan x$	$\dfrac{1}{\cos^2 x}$
c（定数）	0				

$\square$

$\because$　$x^r\ (r \notin \mathbb{N})$ および $\tan x$ 以外について，定義 3.1 にしたがって計算しよう.

（x^r の微分）　r が一般の実数の場合については，対数微分を応用して示すこととし（例 3.8），ここでは $r = n \in \mathbb{N}$ の場合について示す．この場合には，任意の $a \in \mathbb{R}$ に対して

$$\lim_{x \to a} \frac{x^n - a^n}{x - a} = \lim_{x \to a}\left(\sum_{k=0}^{n-1} a^k x^{n-1-k}\right) = na^{n-1} \tag{3.5}$$

を得るので，$\mathbb{R}$ 上で[2] $(x^n)' = nx^{n-1}$ である.

---

[2] べき指数 r に応じて，微分可能な x の範囲は変わることに注意せよ.

(e^x の微分)　例 2.22 を用いると，任意の $a \in \mathbb{R}$ に対して

$$\lim_{x \to a} \frac{e^x - e^a}{x - a} = \lim_{x \to a} e^a \frac{e^{x-a} - 1}{x - a} = e^a \lim_{t \to 0} \frac{e^t - 1}{t} = e^a \tag{3.6}$$

を得るので，$\mathbb{R}$ 上で $(e^x)' = e^x$ である．

($\log|x|$ の微分)　例 2.20 と例 2.16 の (i) を活用する．$x > 0$ での微分から考える．任意の $a > 0$ に対して，

$$\lim_{x \to a} \frac{\log x - \log a}{x - a} = \lim_{h \to 0} \frac{\log(a + h) - \log a}{h} = \lim_{h \to 0} \log\{(1 + h/a)^{1/h}\}$$

$$= \lim_{t \to 0} \frac{1}{a} \log\{(1 + t)^{1/t}\} = \frac{1}{a} \log e = \frac{1}{a} \tag{3.7}$$

を得る．また，$x < 0$ のときは $\log|x| = \log(-x)$ に注意すると，任意の $a < 0$ において

$$\lim_{x \to a} \frac{\log(-x) - \log(-a)}{x - a} = \lim_{h \to 0} \frac{\log(-a - h) - \log(-a)}{h}$$

$$= \lim_{h \to 0} \log\{(1 + h/a)^{1/h}\} = \lim_{t \to 0} \frac{1}{a} \log\{(1 + t)^{1/t}\} = \frac{1}{a} \log e = \frac{1}{a} \tag{3.8}$$

を得るので，$(\log|x|)' = 1/x$ である．

($\sin x$ の微分)　例 2.21 や加法公式から，任意の $a \in \mathbb{R}$ に対して

$$\lim_{x \to a} \frac{\sin x - \sin a}{x - a} = \lim_{x \to a} \frac{2\cos((x+a)/2)(\sin((x-a)/2)}{x - a}$$

$$= \lim_{h \to 0} \cos(h + a) \frac{\sin h}{h} = \lim_{h \to 0} \cos(h + a) \lim_{h \to 0} \frac{\sin h}{h} = \cos a \tag{3.9}$$

を得るので，$(\sin x)' = \cos x$ である．

($\cos x$ の微分)　$\sin x$ の微分と同様，例 2.21 や加法公式から，任意の $a \in \mathbb{R}$ に対して

$$\lim_{x \to a} \frac{\cos x - \cos a}{x - a} = -\lim_{x \to a} \frac{2\sin((x+a)/2)(\sin((x-a)/2)}{x - a}$$

$$= -\lim_{h \to 0} \sin(h + a) \frac{\sin h}{h} = -\lim_{h \to 0} \sin(h + a) \lim_{h \to 0} \frac{\sin h}{h} = -\sin a \tag{3.10}$$

を得るので，$(\cos x)' = -\sin x$ である．

□

　微分可能な関数の和，差，積，商，および実数倍の微分可能性について，以下が成り立つ．

定理 3.3　関数 $f(x)$ と $g(x)$ が区間 I で微分可能なとき，それらの和，差，積，商，および $f(x)$ の実数倍は区間 I で微分可能で，それらの導関数について以下が成り立つ．ただし，商の微分では $g(x) \neq 0$ $(x \in I)$ を仮定する．

$$(f(x) + g(x))' = f'(x) + g'(x), \quad (f(x) - g(x))' = f'(x) - g'(x),$$

$$(f(x)g(x))' = f'(x)g(x) + f(x)g'(x), \quad \left(\frac{f(x)}{g(x)}\right)' = \frac{f'(x)g(x) - f(x)g'(x)}{(g(x))^2} \tag{3.11}$$

$$(\lambda f(x))'(x) = \lambda(f'(x))$$

□

∵ 定義 3.1 にしたがって，$a \in I$ において $f(x) \pm g(x)$ と $f(x)g(x)$ の微分を試みよう．仮定と定理 2.12 を用いて，$f(x) \pm g(x)$ について

$$\lim_{x \to a} \frac{(f(x) \pm g(x)) - (f(a) \pm g(a))}{x - a} = \lim_{x \to a} \left\{ \frac{f(x) - f(a)}{x - a} \pm \frac{g(x) - g(a)}{x - a} \right\}$$

$$= \lim_{x \to a} \frac{(f(x) - f(a))}{x - a} \pm \lim_{x \to a} \frac{(g(x) - g(a))}{x - a} = f'(a) \pm g'(a) \quad (複号同順)$$

が得られ，$f(x)g(x)$ について

$$\lim_{x \to a} \frac{(f(x)g(x)) - (f(a)g(a))}{x - a} \lim_{x \to a} \left\{ \frac{(f(x) - f(a))g(x)}{x - a} + \frac{f(a)(g(x) - g(a))}{x - a} \right\}$$

$$= \lim_{x \to a} \frac{f(x) - f(a)}{x - a} \lim_{x \to a} g(x) + f(a) \lim_{x \to a} \frac{g(x) - g(a)}{x - a} = f'(a)g(a) + f(a)g'(a)$$

が得られる．積の微分では定理 3.2 も利用した．商と実数倍の微分は，上記を参考に各自で試みるとよい．

□

例 3.3 (tan x の微分) 例 3.2（表 3.1）で保留していた $\tan x$ の微分を，商 $\tan x = \sin x / \cos x$ の微分として計算する．$\cos x \neq 0$ すなわち $x \neq (\pi/2) + n\pi$ $(n \in \mathbb{N})$ において，(3.11) の商の微分を用いて

$$(\tan x)' = \left(\frac{\sin x}{\cos x} \right)' = \frac{(\sin x)' \cos x - \sin x (\cos x)'}{\cos^2 x} = \frac{\cos^2 x + \sin^2 x}{\cos^2 x} = \frac{1}{\cos^2 x}$$

を得る．

□

例 3.4 次の関数を微分せよ．

(1) $f(x) = x^3 + \dfrac{3}{\cos x} + \dfrac{e^x}{2x} + x \log x$

$$\left(x^3 + \frac{3}{\cos x} + \frac{e^x}{2x} + x \log x \right)' = (x^3)' + 3 \left(\frac{1}{\cos x} \right)' + \frac{1}{2} \left(\frac{e^x}{x} \right)' + (x \log x)'$$

$$= 3x^2 + 3 \frac{-(\cos x)'}{\cos^2 x} + \frac{1}{2} \frac{(e^x)' x - e^x (x)'}{x^2} + \{ (x)' \log x + x (\log x)' \}$$

$$= 3x^2 + 3 \frac{\sin x}{\cos^2 x} + \frac{e^x (x - 1)}{2x^2} + \log x + 1$$

(2) $f(x) = \log_a x$

$$(\log_a x)' = ((\log_a e) \cdot (\log x))' = \frac{1}{x \log a}$$

□

さらなる微分の計算問題は，合成関数の微分のあとに置く．

3.2 合成関数の微分

さまざまな関数は，表 3.1 や後に出てくる表 3.2 の基本的な関数の四則演算だけではなく，それらの合成関数，あるいは逆関数などの形でも現れる．したがって，合成関数の微分も重要である．微分可能な関数の合成関数について以下が得られる．

定理 3.4 定義域を区間 A とする関数 $f(x)$ と，$f(A)$ を部分集合として含む区間 B を定義域とする関数 $g(x)$ の合成関数 $(g \circ f)(x) = g(f(x))$ を考える．$f(x)$ が A で微分可能かつ $g(x)$ が B で微分可能であるならば，合成関数 $(g \circ f)(x)$ は A で微分可能であり，

$$(g \circ f)'(x) = g'(f(x))f'(x) \tag{3.12}$$

である．

$\square$

$\because$　任意の $a \in A$ に対して，定理 3.1 の (2) により，

$$h(x) = \begin{cases} \{f(x) - f(a)\}/(x - a) & (x \neq a) \\ f'(a) & (x = a) \end{cases}$$

は，$f(x) - f(a) = h(x)(x - a)$ をみたし $x = a$ で連続である．同様に，$b = f(a) \in f(A) \subset B$ と $g(x)$ に対して，

$$\tilde{h}(x) = \begin{cases} \{g(x) - g(b)\}/(x - b) & (x \neq b) \\ g'(b) & (x = b) \end{cases}$$

は，$g(x) - g(b) = \tilde{h}(x)(x - b)$ をみたし $x = b(= f(a))$ で連続である．よって，$f(a)$ を含むある開区間 I 上で，

$$g(f(x)) - g(f(a)) = \tilde{h}(f(x))(f(x) - f(a)) = \tilde{h}(f(x))h(x)(x - a)$$

が成り立つ．$\tilde{h}(x)$ は $x = b(= f(a))$ で，$f(x)$ は $x = a$ でそれぞれ連続であるから，定理 2.18 より合成関数 $\tilde{h}(f(x))$ は $x = a$ で連続となるので，

$$\lim_{x \to a} \frac{g(f(x)) - g(f(a))}{x - a} = \lim_{x \to a} \tilde{h}(f(x))h(x) = g'(f(a))f'(a)$$

が得られる．こうして，(3.12) が示された．

$\square$

例 3.5 指数関数 a^x $(a > 0)$ について，$a^x = (e^{\log a})^x = e^{x \log a}$ より，$f(x) = x \log a$ と $g(x) = e^x$ の合成関数は，$(g \circ f)(x) = a^x$ である．$f'(x) = \log a$，$g'(x) = e^x$，および (3.12) より，$(a^x)' = e^{x \log a} \log a = a^x \log a$ である．

$\square$

例 3.6　次の関数を微分せよ.

(1)　$f(x) = e^{-x^2}$

この関数は, $g(x) = -x^2$ と $h(x) = e^x$ の合成関数である. すなわち, $f(x) = (h \circ g)(x) = h(g(x))$ である. $g'(x) = -2x$, $h'(x) = e^x$, および (3.12) より,

$$(e^{-x^2})' = h'(g(x)) \cdot g'(x) = -2xe^{-x^2}$$

(2)　$f(x) = \cos 4x$

この関数は, $g(x) = 4x$ と $h(x) = \cos x$ の合成関数である. すなわち, $f(x) = (h \circ g)(x) = h(g(x))$ である. $g'(x) = 4$, $h'(x) = -\sin x$, および (3.12) より,

$$(\cos 4x)' = h'(g(x)) \cdot g'(x) = -4\sin 4x$$

(3)　$f(x) = \sqrt{1 - x^2}$

この関数は, $g(x) = 1 - x^2$ と $h(x) = \sqrt{x} = x^{1/2}$ の合成関数である. すなわち, $f(x) = (h \circ g)(x) = h(g(x))$ である. $g'(x) = -2x$, $h'(x) = 1/(2\sqrt{x})$, および (3.12) より,

$$(\sqrt{1 - x^2})' = h'(g(x)) \cdot g'(x) = (-2x) \cdot \frac{1}{2\sqrt{1 - x^2}} = -\frac{x}{\sqrt{1 - x^2}}$$

□

問題 3.1　次の関数を微分せよ. $f(x) = e^{1/x}$, $f(x) = \arctan(\sqrt{x})$, $f(x) = \left(x + \dfrac{1}{x}\right)^3$, $f(x) = \sin^2 x$, $f(x) = \sin(x^2)$, $f(x) = \cos(\sin x)$, $f(x) = 3^{x^2}$

問題 3.2　微分可能な $f(x)$ に対し, $(f(ax + b))' = af'(ax + b)$ $(a,\ b : 定数)$ を示せ.

例 3.7 (対数微分)　対数微分は合成関数の微分の典型的な応用である. 区間 I を定義域とし正の値をとる微分可能な関数 $h(x)$ に対して, $h(x)$ と対数関数 $\log x$ の合成関数 $\log h(x)$ を考える. 定理 3.4 より, $\log h(x)$ は I で微分可能であり,

$$\{\log h(x)\}' = \frac{h'(x)}{h(x)} \tag{3.13}$$

が成り立つ.

∵　定理 3.4 において, $f(x) = h(x)$, $g(x) = \log x$ とした場合になる. $f'(x) = h'(x)$ で, $g'(x) = 1/x$ であることから, (3.13) が得られる.

□

対数微分は, $h(x)$ の直接微分が難しいが, (3.13) を変形した $h'(x) = h(x)(\log h(x))'$ の右辺の計算が容易にできる場合に活用される.

例 3.8 (一般次数のべき乗関数の微分)　表 3.1 で確認が保留されていた, 一般の実数 r の場合のべき乗関数 x^r の微分計算に, 対数微分を応用する. 区間 $I = (0, \infty)$ を定義域とする

$f(x) = x^r$ と $g(x) = \log x$ は I で微分可能であり，$f(I) = I$ より $f(x)$ と $g(x)$ の合成関数 $(g \circ f)(x) = \log(x^r) = r \log x$ も I で微分可能である．このとき，$(g \circ f)'(x)$ について，対数微分 (3.13) よる $(g \circ f)'(x) = (\log(x^r))' = (x^r)'/(x^r)$ と，$(g \circ f)(x) = r \log x$ の直接微分による $(g \circ f)'(x) = (r \log x)' = r/x$ が得られる．すなわち，$(x^r)'/(x^r) = r/x$ である．よって，表 3.1 の $(x^r)' = rx^{r-1}$ が得られる．

□

問題 3.3 次の関数を微分せよ．$f(x) = x^x$，$f(x) = \sqrt{\dfrac{1-x^2}{1+x+x^2}}$

3.3 逆関数の微分

導関数が既知の関数の逆関数であるような関数を微分するときに有用な，逆関数の微分を紹介する．

定理 3.5 区間 I を定義域とする狭義単調関数 $y = f(x)$ が I で微分可能かつ $f'(x) \neq 0$ であるとする[3]．このとき，$f(I)$ を定義域とする f の逆関数 $x = f^{-1}(y)$ は $f(I)$ で微分可能で，

$$(f^{-1})'(y) = \frac{1}{f'(x)} \quad \left(= \frac{1}{f'(f^{-1}(y))} \right) \tag{3.14}$$

が成り立つ．

□

∵　$f(x)$ が微分可能という仮定より，定理 3.1 の (2) が成り立つ．すなわち，

$$h(x) = \begin{cases} \{f(x) - f(a)\}/(x-a) & (x \neq a) \\ f'(a) & (x = a) \end{cases}$$

は，$f(x) - f(a) = h(x)(x-a)$ をみたし $x = a$ で連続であり，$f(x)$ の狭義単調性と $f'(x) \neq 0$ から $h(x) \neq 0$ となる．また，定理 3.2 により $f(x)$ は連続でもあるから，定理 2.22 により逆関数も連続となり，$y \to b = f(a)$ のとき $x = f^{-1}(y) \to f^{-1}(b) = a$ である．したがって，$b = f(a) \in f(I)$ において

$$\lim_{y \to b} \frac{f^{-1}(y) - f^{-1}(b)}{y - b} = \lim_{x \to a} \frac{x - a}{f(x) - f(a)} = \lim_{x \to a} \frac{1}{h(x)} = \frac{1}{f'(a)} = \frac{1}{f'(f^{-1}(b))} \tag{3.15}$$

が成り立ち，(3.14) が示された．

□

例 3.9 (逆三角関数の微分) 逆三角関数とは，$y = \sin x$ $(x \in [-\pi/2, \pi/2])$，$y = \cos x$ $(x \in [0, \pi])$，$y = \tan x$ $(x \in (-\pi/2, \pi/2))$ の逆関数のことで，それぞれ $x = \arcsin y$ $(y \in [-1, 1])$，$x = \arccos y$ $(y \in [-1, 1])$，$x = \arctan y$ $(y \in \mathbb{R})$ であった．

---

[3] 例えば，$\mathbb{R}$ 上の関数 $f(x) = x^3$ は狭義単調増加であるが，$f'(x) = 3x^2 \neq 0$ を $x = 0$ でみたさない．

$x = \arcsin y$ の微分：　$(-\pi/2,\,\pi/2)$ で $(\sin x)' = \cos x \neq 0$ である．(3.14) より，$(\arcsin y)' = 1/(\sin x)' = 1/\cos x$ を得る．$x \in (-\pi/2,\,\pi/2)$ で $(0 <) \cos x = \sqrt{1 - \sin^2 x} = \sqrt{1 - y^2}$ であるから，$(\arcsin y)' = 1/\sqrt{1 - y^2}$ である．

$x = \arccos y$ の微分：　$(0,\,\pi)$ で $(\cos x)' = -\sin x \neq 0$ である．(3.14) より，$(\arccos y)' = 1/(\cos x)' = -1/\sin x$ を得る．$x \in (0,\,\pi)$ で $(0 <) \sin x = \sqrt{1 - \cos^2 x} = \sqrt{1 - y^2}$ であるから，$(\arcsin y)' = -1/\sqrt{1 - y^2}$ である．

$x = \arctan y$ の微分：　$(-\pi/2,\,\pi/2)$ で $(\tan x)' = 1/\cos^2 x \neq 0$ である．(3.14) より，$(\arctan y)' = 1/(\tan x)' = 1/(1/\cos^2 x)$ を得る．$1/\cos^2 x = 1 + \tan^2 x = 1 + y^2$ であるから，$(\arcsin y)' = 1/(1 + y^2)$ である．

$\square$

例 3.9 の結果をまとめたものが，以下の表 3.2 である．

表 3.2　基本的な関数の導関数（その 2）

$f(x)$	$f'(x)$	$f(x)$	$f'(x)$	$f(x)$	$f'(x)$
$\arcsin x$	$\dfrac{1}{\sqrt{1-x^2}}$	$\arccos x$	$-\dfrac{1}{\sqrt{1-x^2}}$	$\arctan x$	$\dfrac{1}{1+x^2}$

問題 3.4　(3.7) や (3.8) によって既に示している表 3.1 の $(\log|x|)' = 1/x$ について，$x = \log y$ を $y = e^x$ の逆関数と捉えて微分することで確認せよ．

問題 3.5　$y = f(x) = \dfrac{e^x + e^{-x}}{2}$ $(x > 0)$ の逆関数 $x = f^{-1}(y)$ を求め，その微分を直接計算して求めよ．また，逆関数の微分を用いて $f^{-1}(y)$ の微分を求めよ．

3.4　媒介変数による微分

　関数の媒介変数表示は，物体の運動の表示などの実用面で重要である．まず，座標平面上の曲線の媒介変数表示を説明しよう．

定義 3.4 (連続な曲線と媒介変数表示)　区間 I で連続な関数 $\phi(t)$ と $\psi(t)$ $(t \in I)$ を考える．このとき，座標平面の集合

$$C = \{(x,y) \in \mathbb{R}^2 \,|\, (x,y) = (\phi(t),\,\psi(t)),\quad t \in I\} \tag{3.16}$$

を連続な曲線 C という．このとき，(3.16) あるいは

$$x = \phi(t),\quad y = \psi(t) \qquad (t \in I) \tag{3.17}$$

を曲線 C の媒介変数表示といい，t を媒介変数という．

$\square$

注意 3.2　区間 I を定義域とする関数 $y = f(x)$ のグラフは，$x = t$，$y = f(t)$ $(t \in I)$ という自明な媒介変数表示を持っている．

□

注意 3.3　I が閉区間 $[a, b]$ のとき，(3.16) あるいは (3.17) で与えられている曲線 C について，$(\phi(a), \psi(a))$ と $(\phi(b), \psi(b))$ を，それぞれ曲線 C の始点と終点と呼ぶ．また，$(\phi(a), \psi(a)) = (\phi(b), \psi(b))$ のとき，曲線 C を閉曲線という．閉曲線について，さらに $t \in [a, b) \mapsto (\phi(t), \psi(t)) \in \mathbb{R}^2$ が単射のとき，曲線 C を単純閉曲線という．

□

注意 3.4　(3.16) あるいは (3.17) で与えられる曲線 C について，$x = \phi(t)$ が狭義単調な I の部分区間 J があれば，逆関数 $t = \phi^{-1}(x)$ $(x \in \phi(J))$ が存在するので，C の部分集合 $\{(\phi(t), \psi(t)) \,|\, t \in J\}$ では，$y = (\psi \circ \phi^{-1})(x)$ という形で表される．この $y = (\psi \circ \phi^{-1})(x)$ のような表現が，C の部分集合でのみ成り立つ場合を，C の局所的な表現という．同じ考え方で，局所的な表現 $x = (\phi \circ \psi^{-1})(y)$ も得られる．

□

注意 3.5　曲線 C の媒介変数表示は一とおりではない．例えば，媒介変数表示 $x = \phi(t)$，$y = \psi(t)$ $(t \in [a, b])$ で与えられる曲線 C について，$[c, d]$ から $[a, b]$ への狭義単調増加関数 $h(s)$ で $h([c, d]) = [a, b]$ となるものをとれば[4]，$x = (\phi \circ h)(s)$，$y = (\psi \circ h)(s)$ $(s \in [c, d])$ もまた C の媒介変数表示である．

□

例 3.10　$x = \cos t$，$y = \sin t$ $(t \in [0, 2\pi])$ は，座標平面上の単位円の媒介変数表示である．注意 3.5 より，$x = \cos 2s$，$y = \sin 2s$ $(s \in [0, \pi])$ も媒介変数表示である．また，単位円の式 $x^2 + y^2 = 1$ を，x や y の範囲を正や負を限定して $y = \sqrt{1 - x^2}$，$y = -\sqrt{1 - x^2}$，$x = \sqrt{1 - y^2}$，$x = -\sqrt{1 - y^2}$ と解いたものは，注意 3.4 で述べた単位円の局所的表示の具体例である．

□

問題 3.6　中心が (p, q) で，半径が r の円の媒介変数表示を求めよ．

例 3.11 (放物運動)　鉛直平面上で[5] 初期位置 (x_0, y_0) から初期速度 (u_0, v_0) で投げられた質量 m の質点の時刻 t での位置は，$(x_0 + u_0 t, y_0 + v_0 t - gt^2/2)$ である（g：重力加速度）．媒介変数表示

$$x = \phi(t) = x_0 + u_0 t, \quad y = \psi(t) = y_0 + v_0 t - gt^2/2 \quad (t \geq 0)$$

---

[4] 例えば，$h(s) = a + (b - a)(s - c)/(d - c)$.
[5] 鉛直上方向を y 軸正の向きに合わせる．

で与えられる曲線 C は，$u_0 \neq 0$ のとき

$$y = y_0 + \frac{v_0}{u_0}(x - x_0) - \frac{g}{2u_0^2}(x - x_0)^2$$

なる放物線の一部である[6]．時刻 t での質点の位置を知るには媒介変数表示が適しているが，質点が描く軌道の形状が知りたいときは放物線の式が適している．例えば，$v_0 > 0$ のとき，質点が到達可能な最高点 $(x_0 + u_0 v_0 / g,\, y_0 + v_0^2 / (2g))$ などは，力学の知識がなくても放物線の式を用いて得られる[7]．

□

定理 3.6　曲線 C の媒介変数表示 (3.16) あるいは (3.17) において，$x = \phi(t)$, $y = \psi(t)$ が I で微分可能とする．このとき，$\phi'(\tau) \neq 0$ なる $\tau \in I$ に対応する点 $(\phi(\tau), \psi(\tau))$ において

$$\frac{dy}{dx} = \frac{\psi'(\tau)}{\phi'(\tau)} \tag{3.18}$$

が成り立つ[8]．

□

∵　$\phi(t)$ と $\psi(t)$ は I で微分可能であるから，定理 3.1 の (2) より，$\phi(t) - \phi(\tau) = p(t)(t - \tau)$ と $\psi(t) - \psi(\tau) = q(t)(t - \tau)$ をみたす連続関数 $p(t)$ と $q(t)$ がそれぞれ定まり，それらは，

$$p(x) = \begin{cases} \{\phi(t) - \phi(\tau)\}/(t - \tau) & (t \neq \tau) \\ \phi'(\tau) & (t = \tau) \end{cases}$$

$$q(x) = \begin{cases} \{\psi(t) - \psi(\tau)\}/(t - \tau) & (t \neq \tau) \\ \psi'(\tau) & (t = \tau) \end{cases}$$

である．よって，$x_0 = \phi(\tau)$, $y_0 = \psi(\tau)$ と表すとき，$\phi'(\tau) \neq 0$ ならば，$t = \tau$ において

$$\lim_{x \to x_0} \frac{y - y_0}{x - x_0} = \lim_{t \to \tau} \frac{\psi(t) - \psi(\tau)}{\phi(t) - \phi(\tau)} = \lim_{t \to \tau} \frac{q(t)}{p(t)} = \frac{\psi'(\tau)}{\phi'(\tau)} \tag{3.19}$$

を得る．

□

注意 3.6　注意 3.5 のとおり，媒介変数表示は唯一ではないが，どの媒介変数表示を選択しても，dy/dx の値は同じになる．実際，注意 3.5 に示した媒介変数 s を用いた表示で，$t = h(s)$ に注意すれば

$$\frac{dy}{dx} = \frac{(\psi \circ h)'(s)}{(\phi \circ h)'(s)} = \frac{\psi'(h(s))h'(s)}{\phi'(h(s))h'(s)} = \frac{\psi'(t)}{\phi'(t)}$$

が成立する（注意 3.5 の仮定の下で $h'(s) \neq 0$ である）．

□

---

[6] $u_0 > 0$ なら $x \geq x_0$ の部分，$u_0 < 0$ なら $x \leq x_0$ の部分である．

[7] 力学の知識があれば，媒介変数表示から $y' = 0$ の時刻を求めるとより易しい．

[8] 注意 3.4 で述べたように，y を局所的に x の関数と捉えている．

例 3.12　例 3.10 の単位円の媒介変数表示 $x = \cos t$, $y = \sin t$ ($t \in [0, 2\pi]$) について，微分 dy/dx を計算しよう．$(\cos t)' = -\sin t$ より，$t \neq 0, \pi, 2\pi$ に対して，

$$\frac{dy}{dx} = \frac{(\sin t)'}{(\cos t)'} = -\frac{1}{\tan t} \tag{3.20}$$

である．なお，$x_0 = \cos \tau, y_0 = \sin \tau$ と書くとき，(3.20) で与えられた微分 $-1/\tan \tau = -x_0/y_0$ は，点 (x_0, y_0) における単位円の接線の傾きに等しい．

□

問題 3.7　中心が (p, q) で半径が r の円について，媒介変数表示[9]を用いて dy/dx を求めよ．

例 3.13　媒介変数表示 $x = t - \sin t$, $y = 1 - \cos t$ ($t \in [0, 2\pi]$) で与えられる曲線をサイクロイドという（図 3.1）．サイクロイドについて，dy/dx を求めると，

$$\frac{dy}{dx} = \frac{(1 - \cos t)'}{(t - \sin t)'} = \frac{\sin t}{1 - \cos t} \quad (t \neq 0, 2\pi)$$

である．

□

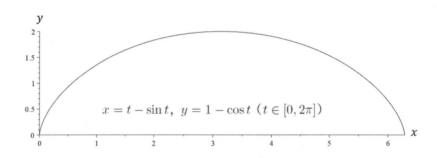

図 3.1　サイクロイド曲線

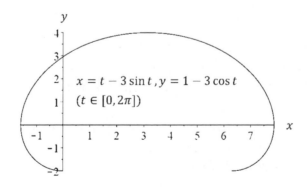

図 3.2　トコロイド曲線

---

[9] 問題 3.6 参照.

問題 3.8 媒介変数表示 $x = rt - R\sin t,\ y = r - R\cos t\ \ (t \in [0, 2\pi],\ r > 0,\ R > 0)$ で与えられる曲線をトコロイドという[10] （図 3.2）．トコロイドについて，dy/dx を求めよ．

問題 3.9 媒介変数表示 $x = \dfrac{e^t + e^{-t}}{2},\ y = \dfrac{e^t - e^{-t}}{2}\ \ (t \in \mathbb{R})$ で与えられる曲線[11]について，$\dfrac{dy}{dx}$ を求めよ．

3.5　高次導関数

微分可能な関数 $f(x)$ の導関数 $f'(x)$ が微分可能なとき，$f'(x)$ の導関数を 2 次導関数といい $f''(x)$ で表す．$f''(x)$ は $f(x)$ を 2 回微分したものである．

定義 3.5 $f(x)$ の導関数 $f'(x)$ が微分可能なときの導関数を 2 次導関数といい $f''(x)$ と表す．これに倣って，$n \in \mathbb{N}$ に対して $f(x)$ を n 回微分した n 次導関数 が得られているとき，これを $f^{(n)}(x)$ と表す．$f^{(n)}(x)$ が微分可能ならば，$(n+1)$ 次導関数 $f^{(n+1)}(x)$ が

$$f^{(n+1)}(x) = \left(f^{(n)}(x)\right)' \tag{3.21}$$

で得られる．この記法において，$f^{(0)}(x) = f(x),\ f^{(1)}(x) = f'(x)$ を意味する．$f(x)$ の n 次導関数には，$f^{(n)}(x)$ の他に，

$$\frac{d^n f}{dx^n}(x),\quad \frac{d^n}{dx^n}(f(x)),\quad y = f(x) \text{ のとき } y^{(n)},\quad \frac{d^n y}{dx^n}$$

などの表し方がある．

□

例 3.14 自然数べきのべき乗関数 x^n について $(n \in \mathbb{N})$，

$$(x^n)^{(k)} = \begin{cases} \dfrac{n!}{(n-k)!}x^{n-k} & (k \in \mathbb{N},\ 1 \le k \le n) \\ 0 & (k \in \mathbb{N},\ k > n) \end{cases} \tag{3.22}$$

∵ 数学的帰納法を用いる．$k = 1$ のときは，表 3.1 より (3.22) が成り立つ．$k = m \le n - 1$ で (3.22) が成り立つと仮定すると，$(x^n)^{(m+1)} = \{(x^n)^{(m)}\}' = \{n!(x^{n-m})/(n-m)!\}' = n!(n-m)x^{n-m-1}/(n-m)! = n!x^{n-(m+1)}/\{n-(m+1)\}!$ となり，$k = m + 1 \le n$ でも (3.22) が成り立つ．$(x^n)^{(n)} = n!$ （定数）であるから，$k > n$ で $(x^n)^{(k)} = 0$ である．

□

例 3.15 $(e^x)^{(n)} = e^x\ (n \in \mathbb{N})$ である．

□

---

[10] $r = R$ の場合がサイクロイドである．
[11] $x^2 - y^2 = 1$ をみたす右半平面上の点の集合（双曲線の一部）である．

例 3.16　$(\sin x)^{(n)} = \sin(x + \dfrac{n\pi}{2})$ $(n \in \mathbb{N})$ である.

∵　$(\sin x)^{(n)}$ $(n = 1, 2, 3)$ について, $(\sin x)' = \cos x = \sin(x+\pi/2)$, $(\sin x)^{(2)} = ((\sin x)')' = (\sin(x + \pi/2))' = \cos(x + \pi/2) = \sin(x + \pi)$, $(\sin x)^{(3)} = ((\sin x)^{(2)})' = (\sin(x + \pi))' = \cos(x + \pi) = \sin(x + 3\pi/2)$ を得るので, $(\sin x)^{(n)} = \sin(x + n\pi/2)$ と予想する. $n = 1$ は上記の計算の通りである. $n = k \in \mathbb{N}$ で予想式が正しいと仮定すると, $k = n + 1$ のとき $(\sin x)^{(n+1)} = \{(\sin x)^{(n)}\}' = (\sin(x + n\pi/2))' = \cos(x + n\pi/2) = \sin((x + n\pi/2) + \pi/2) = \sin(x + (n + 1)\pi/2)$ を得るので予想式は正しい.

□

問題 3.10　例 3.16 で得た $\sin x$ の高次導関数について,
$$(\sin x)^{(2k-1)} = (-1)^{k-1} \cos x, \quad (\sin x)^{(2k)} = (-1)^k \sin x \quad (k \in \mathbb{N})$$
という表示も成り立つことを示せ.

問題 3.11　$\cos x$ の高次導関数を求めよ.

問題 3.12　$\dfrac{1}{x}$ の高次導関数を求めよ.

問題 3.13　$\log x$ の高次導関数を求めよ.

問題 3.14　$\mathbb{R}$ 上で定義される関数
$$f(x) = \begin{cases} x^2 & (x > 0) \\ 0 & (x \le 0) \end{cases}$$
は, $x = 0$ で 1 回微分可能だが 2 回微分可能ではないことを示せ.

定義 3.6　関数 $f(x)$ が区間 I で n 次導関数 $f^{(n)}(x)$ をもつとき, $f(x)$ は I で n 回微分可能であるという. 任意の回数微分可能な関数は, 無限回微分可能であるという.

□

定義 3.7　関数 $f(x)$ が区間 I で n 回微分可能かつ n 次導関数 $f^{(n)}(x)$ が連続であるとき, $f(x)$ は I で C^n 級であるという. 関数 $f(x)$ が無限回微分可能なとき, $f(x)$ は C^∞ 級であるという.

□

例 3.17　べき乗関数, 指数関数, 対数関数, 三角関数は C^∞ 級である[12].

□

---

[12] それぞれの関数の定義域は, 小節 1.6.2, 1.6.3, 1.6.5, 1.6.6 によって確認せよ.

例 3.18 $\mathbb{R}$ 上で定義される関数

$$f(x) = \begin{cases} x^2 \sin\dfrac{1}{x} & (x \neq 0) \\ 0 & (x = 0) \end{cases}$$

は微分可能であるが，C^1 級ではない．実際，

$$f'(x) = \begin{cases} 2x\sin\dfrac{1}{x} - \cos\dfrac{1}{x} & (x \neq 0) \\ 0 & (x = 0) \end{cases}$$

であるが，$\displaystyle\lim_{x\to 0}\left(2x\sin\dfrac{1}{x} - \cos\dfrac{1}{x}\right)$ は存在しないので，$f'(x)$ は $x=0$ で不連続である．
□

関数の積の高次導関数について以下が知られている．

定理 3.7 (ライプニッツの公式) 関数 $f(x)$ と $g(x)$ が区間 I で n 回微分可能ならば，積 $(fg)(x) = f(x)g(x)$ も I で n 回微分可能で，

$$(f(x)g(x))^{(n)} = \sum_{k=0}^{n} {}_nC_k f^{(k)}(x)g^{(n-k)}(x) \tag{3.23}$$

である．ただし，$f^{(0)}(x) = f(x)$, $g^{(0)}(x) = g(x)$ である．
□

∵ $n=1$ のときは積 $f(x)g(x)$ の微分なので，(3.11) より

$$(f(x)g(x))' = f'(x)g(x) + f(x)g'(x)$$
$$= {}_1C_0 f^{(0)}(x)g^{(1)} + {}_1C_1 f^{(1)}(x)g^{(0)}(x)$$

となり (3.23) が成り立つ．$n=m$ で (3.23) が成り立つならば，${}_mC_k + {}_mC_{k+1} = {}_{m+1}C_{k+1}$ ($k\in\mathbb{N}$, $0\le k\le m-1$) を用いて，

$$(f(x)g(x))^{(m+1)} = \left(\sum_{k=0}^{m} {}_mC_k f^{(k)}(x)g^{(m-k)}(x)\right)'$$

$$= \sum_{k=0}^{m} {}_mC_k\{f^{(k)}(x)g^{(m-k+1)}(x) + f^{(k+1)}(x)g^{(m-k)}(x)\}$$

$$= f^{(0)}(x)g^{(m+1)}(x) + \left(\sum_{k=0}^{m-1}({}_mC_k + {}_mC_{k+1})f^{(k+1)}(x)g^{(m-k)}(x)\right) + f^{(m+1)}(x)g^{(0)}(x)$$

$$= f^{(0)}(x)g^{(m+1)}(x) + \left(\sum_{k=0}^{m-1} {}_{m+1}C_{k+1}f^{(k+1)}(x)g^{(m-k)}(x)\right) + f^{(m+1)}(x)g^{(0)}(x)$$

$$= \sum_{k=0}^{m+1} {}_{m+1}C_k f^{(k)}(x)g^{(m+1-k)}(x)$$

が得られ，$n = m + 1$ でも (3.23) が成り立つことが示された.

□

例 3.19　$x^3 e^x$ の 2 次導関数は

$$(x^3 e^x)^{(2)} = \sum_{k=0}^{2} {}_2C_k (x^3)^{(k)} (e^x)^{(2-k)} = \sum_{k=0}^{2} {}_2C_k \frac{3! \, x^{3-k}}{(3-k)!} e^x = (x^3 + 6x^2 + 6x)e^x$$

である.

□

例 3.20　$f(x) = \arctan x$ の高次導関数について，漸化式

$$(1+x^2)f^{(n+1)}(x) + 2nx f^{(n)}(x) + n(n-1)f^{(n-1)}(x) = 0 \quad (n \in \mathbb{N}, \, n \geq 2)$$

が成り立つ．ただし，$f'(x) = 1/(1+x^2)$, $f^{(2)}(x) = -2x/(1+x^2)^2$ である.

∵　$f'(x) = 1/(1+x^2)$ から得られる等式 $(1+x^2)f'(x) = 1$ の両辺を n 次微分する．右辺 $(= 1)$ の高次導関数は 0 である．$n \geq 2$ のときの左辺の n 次導関数は，$(1+x^2)^{(k)} = 0 \, (k \geq 3)$ に注意すると，

$$\{(1+x^2)f'(x)\}^{(n)} = \sum_{k=0}^{n} {}_nC_k (1+x^2)^{(k)} f^{(n+1-k)}(x) = \sum_{k=0}^{2} {}_nC_k (1+x^2)^{(k)} f^{(n+1-k)}(x)$$

$$= (1+x^2)f^{(n+1)}(x) + 2nx f^{(n)}(x) + n(n-1)f^{(n-1)}(x)$$

であるから，提示された漸化式が得られた.

□

問題 3.15　$f(t) = e^{-at}\cos(bt)$ について，

$$f''(t) + 2af'(t) + (a^2 + b^2)f(t) = 0 \tag{*}$$

が成り立つことを示せ．$f(t) = e^{-at}\sin(bt)$ についても (*) が成り立つことを示せ[13].

3.6　接線と法線

ある区間 I で定義されている関数 $y = f(x)$ のグラフを考える．グラフ上の 2 点 A$(a, f(a))$ と P$(p, f(p))$ を通る直線の方程式は，

$$y = \frac{f(p) - f(a)}{p - a}(x - a) + f(a) \tag{3.24}$$

である．点 A を固定し，点 P をグラフに沿って点 A に近づける．これは，図 3.3 に示すように，p を a に近づけることと同じ意味である．このとき，(3.24) で与えられる直線も点 P の動

---

[13] $a, b > 0$ の場合，(*) は力学的な減衰振動，RLC 電気回路，糖尿病の検査モデルを表す微分方程式で，2 通り与えた $f(t)$ はいずれもその微分方程式の基本解である.

きに応じて変化するが，$p \to a$ のときにある直線 ℓ に近づくとき，ℓ を点 A における $y = f(x)$ の接線という．接線 ℓ の存在は，ℓ の方程式が $y = \alpha(x - a) + f(a)$ であるならば，

$$\lim_{p \to a} \frac{f(p) - f(a)}{p - a} = \alpha \tag{3.25}$$

を意味する．すなわち，$y = f(x)$ が $x = a$ において微分可能であることを意味する．逆に，$y = f(x)$ が $x = a$ において微分可能ならば，(3.25) で定まる微分係数 $f'(a) = \alpha$ を傾きとし，点 $A(a, f(a))$ を通る直線が，点 A における $y = f(x)$ の接線である．

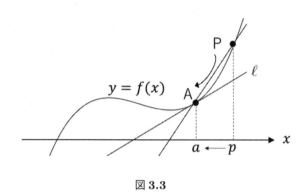

図 3.3

定理 3.8 区間 I で定義された関数 $f(x)$ について，以下の (1) と (2) は同値である．

(1) $f(x)$ は $x = a$ $(a \in I)$ で微分可能である．

(2) $y = f(x)$ のグラフ上の点 $(a, f(a))$ $(a \in I)$ における接線が存在し，接線の方程式は

$$y = f'(a)(x - a) + f(a) \tag{3.26}$$

である．

□

微分可能な関数 $y = f(x)$ のグラフ上の点 $(a, f(a))$ における接線に $(a, f(a))$ で直交する直線を法線という．法線の方程式は

$$y = -\frac{1}{f'(a)}(x - a) + f(a) \tag{3.27}$$

である．

定理 3.6 と注意 3.4 を基に，媒介変数表示 (3.16) で与えられる曲線 C の接線と法線について以下が成り立つ．

定理 3.9 媒介変数表示 (3.16) で与えられる曲線 C を考える．$\phi(t)$ と $\psi(t)$ が $t = \tau$ で微分可能ならば，C 上の点 $(\phi(\tau), \psi(\tau))$ において接線が存在し，その方程式は

$$\psi'(\tau)(x - \phi(\tau)) - \phi'(\tau)(y - \psi(\tau)) = 0 \tag{3.28}$$

である[14]. また，接線 (3.28) に $(\phi(\tau), \psi(\tau))$ で直交する法線の方程式は

$$\phi'(\tau)(x - \phi(\tau)) + \psi'(\tau)(y - \psi(\tau)) = 0 \tag{3.29}$$

である.

$\square$

3.7   平均値の定理

この節では，微分可能な関数に対する平均値の定理を中心に，微分係数の符号と関数の増減の関係などについて学ぶ．平均値の定理への第一歩として，次のロルの定理を示す．

定理 3.10 (ロルの定理)　閉区間 $[a,b]$ で連続かつ開区間 (a,b) で微分可能な関数 $f(x)$ を考える．$f(a) = f(b)$ ならば，$f'(c) = 0$ となる点 $c \in (a,b)$ が存在する.

$\square$

∵　$f(x)$ が定数関数の場合は明らかなので，定数関数でない場合を考える．定理 2.19 より $f(x)$ が最大値をとる点 x_1 と最小値をとる点 x_2 が $[a,b]$ で存在する[15]．最大値か最小値のいずれかは必ず $f(a)(= f(b))$ と異なる．最大値が $f(a)(= f(b))$ と異なる場合を考えると，$x_1 \in (a,b)$ である．$f(x)$ は x_1 において微分可能であるから，$(f(x) - f(x_1))/(x - x_1)$ の右極限と左極限が存在しそれらは微分係数 $f'(x_1)$ 一致しなければならない（定理 2.11）．$f(x_1)$ は $f(x)$ の最大値であるから，

$$\lim_{x \to x_1 - 0} \frac{f(x) - f(x_1)}{x - x_1} \geq 0, \quad \lim_{x \to x_1 + 0} \frac{f(x) - f(x_1)}{x - x_1} \leq 0$$

となり，左右の極限値が一致するのは極限値が 0 のときに限る．すなわち，$f'(x_1) = 0$ である．こうして c として x_1 をとることができる．最小値が $f(a)(= f(b))$ と異なる場合も同様に考えて，c として x_2 をとることができる．

$\square$

ロルの定理において，$f'(c) = 0$ をみたす $c \in (a,b)$ の存在と同じ意味で，$f'((1-\theta)a + \theta b)) = 0$ をみたす $\theta \in (0,1)$ の存在という表現もある．ロルの定理を応用して，平均値の定理が得られる．

定理 3.11 (平均値の定理)　閉区間 $[a,b]$ で連続，開区間 (a,b) で微分可能な関数 $f(x)$ について，次の等式をみたす点 $c \in (a,b)$ が存在する.

$$\frac{f(b) - f(a)}{b - a} = f'(c) \tag{3.30}$$

$\square$

---

[14] $x = $ 一定 という形の接線も記述可能である.
[15] 少なくとも一つずつはある.

∵ 仮定より,

$$F(x) = f(x) - f(a) - \frac{f(b) - f(a)}{b - a}(x - a)$$

は, $[a, b]$ で連続で (a, b) で微分可能である. さらに, $F(a) = F(b) = 0$ なので, $F(x)$ にロルの定理を適用することで, $F'(c) = 0$ なる $c \in (a, b)$ の存在が示される. $F'(c) = 0$ は, $F'(c) = f'(c) - (f(b) - f(a))/(b - a) = 0$ と計算されるので, c に対して (3.30) の成立が示される.

□

平均値の定理において, (3.30) をみたす $c \in (a, b)$ の存在と同じ意味で,

$$\frac{f(b) - f(a)}{b - a} = f'((1 - \theta)a + \theta b) \tag{3.31}$$

をみたす $\theta \in (0, 1)$ の存在という表現もある.

平均値の定理の主張を, 図 3.4 を用いて説明すると以下のようになる. $y = f(x)$ のグラフの端点 $(a, f(a))$ と $(b, f(b))$ を通る直線を ℓ と考えると, その傾きは $(f(b) - f(a))/(b - a)$ である. 平均値の定理は, $y = f(x)$ の接線で ℓ に平行なものが少なくとも 1 本引けることを主張している. 図 3.4 は, 2 本引ける場合の例である.

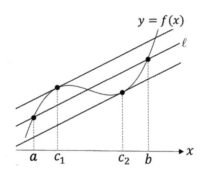

図 3.4 平均値の定理：c が **2** つ (c_1, c_2) ある場合

定理 3.12 (コーシーの平均値の定理) $[a, b]$ で連続で (a, b) で微分可能な関数 $f(x)$ と $g(x)$ を考える. $g'(x)$ が (a, b) において 0 でないならば, 次の等式をみたす点 $c \in (a, b)$ が存在する.

$$\frac{f(b) - f(a)}{g(b) - g(a)} = \frac{f'(c)}{g'(c)} \tag{3.32}$$

□

∵ $F(x) = (f(b) - f(a))(g(x) - g(a)) - (g(b) - g(a))(f(x) - f(a))$ は $[a, b]$ で連続で (a, b) で微分可能であり, $F(a) = F(b) = 0$ であるので, $F(x)$ にロルの定理を適用できる. $F'(c) = 0$ となる $c \in (a, b)$ の存在は, $F'(c) = (f(b) - f(a))g'(c) - (g(b) - g(a))f'(c) = 0$ なる $c \in (a, b)$ の存在と同じ意味である. この式を, $g'(x) \neq 0$ から得られる $g'(c) \neq 0$ と, ロルの定理の対偶として得られる $g(b) \neq g(a)$ を用いて変形して (3.32) が得られる.

□

3.8　テイラーの定理とその応用

　高次微分可能な関数について，平均値の定理の高次微分版といえるテイラーの定理とテイラーの公式，およびテイラーの公式の特別な場合であるマクローリンの公式を学ぶ．

補題 3.1　閉区間 $[a,b]$ で C^n 級かつ開区間 (a,b) で $n+1$ 回微分可能な関数 $f(x)$ を考える $(n \in \mathbb{N})$．このとき，

$$f(b) = \sum_{k=0}^{n} \frac{f^{(k)}(a)}{k!}(b-a)^k + \frac{f^{(n+1)}(c)}{(n+1)!}(b-a)^{n+1} \tag{3.33}$$

をみたす $c \in (a,b)$ が存在する．

□

∵　$f(x)$ とその高次導関数を用いて，関数

$$F(x) = f(b) - \sum_{k=0}^{n} \frac{f^{(k)}(x)}{k!}(b-x)^k - \left\{ f(b) - \sum_{k=0}^{n} \frac{f^{(k)}(a)}{k!}(b-a)^k \right\} \frac{(b-x)^{n+1}}{(b-a)^{n+1}}$$

を考える[16]．この関数は $F(a) = F(b) = 0$ をみたし，閉区間 $[a,b]$ で連続かつ開区間 (a,b) で微分可能であるからロルの定理（定理 3.10）により，

$$F'(c) = -\sum_{k=0}^{n} \frac{f^{(k+1)}(c)}{k!}(b-c)^k + \sum_{k=1}^{n} \frac{f^{(k)}(c)}{(k-1)!}(b-c)^{k-1}$$

$$+ \left\{ f(b) - \sum_{k=0}^{n} \frac{f^{(k)}(a)}{k!}(b-a)^k \right\} \frac{(n+1)(b-c)^n}{(b-a)^{n+1}}$$

$$= -\frac{f^{(n+1)}(c)}{n!}(b-c)^n + \left\{ f(b) - \sum_{k=0}^{n} \frac{f^{(k)}(a)}{k!}(b-a)^k \right\} \frac{(n+1)(b-c)^n}{(b-a)^{n+1}} = 0$$

をみたす $c \in (a,b)$ が存在する．すなわち，この c に対して (3.33) が成り立っている．

□

　補題 3.1 からただちに次のテイラーの定理が得られる．

定理 3.13 (テイラーの定理)　区間 I で $n+1$ 回微分可能な関数 $f(x)$ を考える．$a \in I$ を固定するとき，任意の $x \in I$ に対して a と x の間[17]の c が存在して

$$f(x) = \sum_{k=0}^{n} \frac{f^{(k)}(a)}{k!}(x-a)^k + \frac{f^{(n+1)}(c)}{(n+1)!}(x-a)^{n+1} \tag{3.34}$$

が成り立つ[16]．(3.34) を $f(x)$ の $x = a$ における n 次のテイラーの公式といい，右辺末尾の $n+1$ 次の部分を剰余項という．x が a に近いとき，(3.34) 右辺の $(x-a)$ の n 次多項式の部分を，$x = a$ を中心とする $f(x)$ の n 次近似式という．

□

---

[16] x への値の代入 $(x=b, a, 0$ など$)$ で生じる 0^0 は $0^0 = 1$ と約束しておく．
[17] $x < a$ ならば $x < c < a$，$a < x$ ならば $a < c < x$ という意味．

$a = 0$ が区間 I に含まれる場合の (3.34) は，特にマクローリンの公式と呼ばれる．

系 3.1 (マクローリンの公式) 0 を含む区間 I で $n+1$ 回微分可能な関数 $f(x)$ を考える．任意の $x \in I$ に対して $\theta \in (0,1)$ が存在して

$$f(x) = \sum_{k=0}^{n} \frac{f^{(k)}(0)}{k!} x^k + \frac{f^{(n+1)}(\theta x)}{(n+1)!} x^{n+1} \tag{3.35}$$

が成り立つ[16]．(3.35) を $f(x)$ の n 次のマクローリンの公式といい，右辺末尾の $n+1$ 次の部分を剰余項という．x が 0 に近いとき，(3.35) 右辺の x の n 次多項式の部分を，$x = 0$ を中心とする $f(x)$ の n 次近似式という．

□

例 3.21 $f(x) = e^x$ について，$x = 1$ における 2 次のテイラーの公式と，2 次のマクローリンの公式を求めよ．

$f^{(n)}(x) = e^x$ より，$f^{(n)}(1) = e$, $f^{(n)}(0) = 1$ である $(n \in \mathbb{N})$．(3.34) より，$x = 1$ における 2 次のテイラーの公式は，

$$e^x = e + e(x-1) + \frac{e}{2}(x-1)^2 + R$$

である．R は剰余項を表す．また，(3.35) より，2 次のマクローリンの公式は，

$$e^x = 1 + x + \frac{1}{2}x^2 + \tilde{R}$$

である．$\tilde{R}$ は剰余項を表す．どの点において（今回は $x = 1$ と $x = 0$ において）公式を考えるかに応じて，結果が異なることに気づいてほしい．

□

例 3.22 (ミカエリス・メンテンの式の近似：再び) 酵素反応の初期反応速度 ν と，基質濃度 s の間の関係式として，ミカエリス・メンテンの式

$$\nu = \frac{V_{\max} s}{K_m + s} \tag{3.36}$$

が知られている．$V_{\max}$ は初期反応速度の最大値で，K_m はミカエリス定数である（いずれも正）．s が K_m と比べて十分大きいとき $(s \gg K_m)$，$\nu \cong V_{\max}$ という近似が，s が K_m と比べて十分小さいとき $(0 \leq s \ll K_m)$，$\nu \cong V_{\max} s / K_m$ という近似が知られている．前者は例 2.23 で導いた．ここでは，マクローリンの公式を応用して後者を導出する．$0 \leq s \ll K_m$ という仮定から，$x = s/K_m$ という変数の値が 0 に近いときと考えるのが自然である．このとき，

$$\nu = \frac{V_{\max} s}{K_m + s} = \frac{V_{\max}(s/K_m)}{1 + (s/K_m)} = \frac{V_{\max} x}{1 + x} = f(x) \tag{3.37}$$

とおく．$f(x)$ は $|x| < 1$ で C^∞ 級であり，1 次のマクローリンの公式は

$$f(x) = V_{\max} x + R, \quad R = -\frac{V_{\max} x^2}{(1 + \theta x)^3} \quad (^\exists \theta \in (0,1))$$

となる．$x > 0$ のとき，$|R| < V_{\max}x^2$ なので，R は $x > 0$ が十分 0 に近いときは，$V_{\max}x$ と比較して無視できる．したがって，

$$\nu \cong V_{\max}x = \frac{V_{\max}}{K_m}s \quad (0 \le s \ll K_m)$$

という近似式が得られた．なお，既に例 2.23 で扱った，s が K_m より十分大きい場合では，$t = K_m/s$ が十分 0 に近くなることを利用して，(3.36) の変形

$$\nu = \frac{V_{\max}s}{K_m + s} = \frac{V_{\max}}{(K_m/s) + 1} = \frac{V_{\max}}{1 + t} = g(t) \tag{3.38}$$

を $|t| < 1$ 上の C^∞ 級関数とみなした 1 次のマクローリンの公式から剰余項を除外して，

$$\nu \cong V_{\max}(1 - t) = V_{\max}\left(1 - \frac{K_m}{s}\right) \quad (K_m \ll s)$$

のような近似式も得られる[18].

□

問題 3.16　$\sin x$ と $\cos x$ について 4 次のマクローリンの公式を求めよ（剰余項は R とせよ）．

問題 3.17　$\log(x + 1)$ について 4 次のマクローリンの公式を求めよ（剰余項は R とせよ）．

　例 3.21，問題 3.16，問題 3.17 で扱った関数は C^∞ 級であるから，任意の次数のテイラーの公式やマクローリンの公式が得られる．よって，以下のような整級数[19] を考えることができる．

定義 3.8　$f(x)$ が $a \in \mathbb{R}$ を含む開区間で C^∞ 級であるとき，整級数[19]

$$f(x) = \sum_{k=0}^{\infty} \frac{f^{(k)}(a)}{k!}(x - a)^k \tag{3.39}$$

を，$x = a$ を中心とするテイラー級数という．また，$f(x)$ が 0 を含む開区間で C^∞ 級であるとき，整級数[19]

$$f(x) = \sum_{k=0}^{\infty} \frac{f^{(k)}(0)}{k!}x^k \tag{3.40}$$

を，マクローリン級数という．

□

テイラー級数やマクローリン級数は，それぞれ $x \ne a$ あるいは $x \ne 0$ で必ず収束するとは限らない．どのような x で収束するかについて，整級数に関する以下の定理が有用である．本書では，これを使って実際に収束半径を計算することまではしないが，参考として提示する．

定理 3.14（コーシー・アダマールの定理）　数列 $\{c_n\}$ と $a \in \mathbb{R}$ が与えられたとき，無限級数

$$\sum_{k=0}^{\infty} c_k(x - a)^k \tag{3.41}$$

---

[18] 例 2.23 で得た近似 $\nu \cong V_{\max}$ は，上記 $g(t)$ の 0 次のマクローリン公式からも得られる．
[19] 定義は定理 3.14 を参照せよ．

$x = a$ を中心とする整級数という. 整級数 (3.41) に対して,

$$\frac{1}{\rho} = \lim_{N \to \infty} \left(\sup_{n \geq N} \sqrt[n]{|c_n|} \right) \tag{3.42}$$

で定まる ρ を考える. 右辺が 0 ならば ρ は ∞, ∞ ならば ρ は 0 と約束する. このとき, 整級数 (3.41) は, $|x - a| < \rho$ ならば絶対収束し, $|x - a| > \rho$ ならば発散する. ρ を収束半径という.

□

注意 3.7 整級数 (3.41) が, $|x - a| < \rho$ で絶対収束するとは, $|x - a| < \rho$ をみたす x に対して, $\displaystyle\sum_{k=0}^{\infty} |c_k(x - a)^k| < \infty$ のときをいう.

□

例 3.23 指数関数, 対数関数, 三角関数など, よく現れる関数のマクローリン級数を収束半径（かっこ内）とともに示す.

$$e^x = \sum_{k=0}^{\infty} \frac{1}{k!} x^k \quad (|x| < \infty), \qquad\qquad \log(1 + x) = \sum_{k=1}^{\infty} \frac{(-1)^{k-1}}{k} x^k \quad (|x| < 1),$$

$$\sin x = \sum_{k=0}^{\infty} \frac{(-1)^k}{(2k + 1)!} x^{2k+1} \quad (|x| < \infty), \qquad \cos x = \sum_{k=0}^{\infty} \frac{(-1)^k}{(2k)!} x^{2k} \quad (|x| < \infty),$$

$$\frac{1}{1 - x} = \sum_{k=0}^{\infty} x^k \quad (|x| < 1)$$

□

5つめの $1/(1 - x)$ のマクローリン級数は, ちょうど初項 1 で公比 x $(|x| < 1)$ の無限等比級数の極限の式に相当している（例 2.11 参照）. 指数関数, 三角関数, 対数関数などの独立変数を複素数値をとる変数（複素変数）に拡張する場合に, これらのマクローリン級数が利用される.

3.9 極限計算への微分法の応用

分数形の関数 $f(x)/g(x)$ を考える. $x \to a$ のときに[20], $f(x)$ と $g(x)$ の極限がともに 0, あるいは $f(x)$ と $g(x)$ の絶対値の極限がともに ∞ の場合, $f(x)/g(x)$ の極限は不定形であるという. $f(x)$ と $g(x)$ が微分可能なときに, それらの導関数を利用して不定形の極限値が計算できる場合がある.

定理 3.15 (ロピタルの定理) $\displaystyle\lim_{x \to a} \frac{f(x)}{g(x)}$ が不定形であるとする. $f(x)$ と $g(x)$ は, a が有限なとき $A = (a - w, a + w) - \{a\}$ $(^\exists w > 0)$ で, $a = \infty$ のとき $A = (^\exists L, \infty)$ で, $a = -\infty$ のとき $A = (-\infty, {}^\exists M)$ で微分可能とする. このとき, $\displaystyle\lim_{x \to a} \frac{f'(x)}{g'(x)}$ が有限値に収束, ∞ に発散, あ

---

[20] a は $\pm\infty$ の場合も含めて考える.

るいは $-\infty$ に発散するならば,

$$\lim_{x \to a} \frac{f(x)}{g(x)} = \lim_{x \to a} \frac{f'(x)}{g'(x)} \tag{3.43}$$

である. ただし, a は ∞ あるいは $-\infty$ でもよい.

□

∵　a が有限値で $0/0$ の不定形の場合を示しておく. $\tilde{f}(x)$ と $\tilde{g}(x)$ を,

$$\tilde{f}(x) = \begin{cases} f(x) & (x \neq a) \\ 0 & (x = a) \end{cases}, \quad \tilde{g}(x) = \begin{cases} g(x) & (x \neq a) \\ 0 & (x = a) \end{cases} \tag{3.44}$$

で定義する. このとき仮定より, $\tilde{f}(x)$ と $\tilde{g}(x)$ は, $a - w < t < a$ で a に十分近い任意の t で定まる閉区間 $[t, a]$ において連続かつ開区間 (t, a) で微分可能である. よって, 定理 3.12 より,

$$\frac{f(t)}{g(t)} = \frac{\tilde{f}(t) - \tilde{f}(a)}{\tilde{g}(t) - \tilde{g}(a)} = \frac{f'(c)}{g'(c)} \tag{3.45}$$

をみたす $c \in (t, a)$ が存在する. この c は t に応じて変化し, $t \to a-0$ ならば明らかに $c \to a-0$ であることに注意すると, (3.45) と仮定および定理 2.11 より, $f(x)/g(x)$ の左極限について

$$\lim_{t \to a-0} \frac{f(t)}{g(t)} = \lim_{c \to a-0} \frac{f'(c)}{g'(c)} = \lim_{x \to a-0} \frac{f'(x)}{g'(x)} \quad (\text{有限値})$$

が得られる. 右極限についても同様の結果が得られるので, 不定形 $0/0$ の場合の (3.43) が示された.

□

3.10　関数の増減

微分法は関数の増減を調べるための, 非常に重要な手法である.

3.10.1　関数の単調性

平均値の定理の応用として, ある区間で導関数が 0 となっている関数について, 次の定理が成り立つ.

定理 3.16　区間 I で微分可能な関数について以下が成り立つ.

(i) I で $f'(x) = 0$ ならば, I で $f(x) = C$ (定数) であり, 逆も成り立つ

(ii) I で $f'(x) = g'(x)$ ならば, I で $f(x) = g(x) + C$ (定数) であり, 逆も成り立つ.

□

∵　(i) を示す. 区間 I からある点 a を選び固定する. $b > a$ なる $b \in I$ を任意に選ぶとき, 平均値の定理より, $a < c < b$ と $f(b) - f(a) = (b-a)f'(c)$ をみたす c が存在する. 仮定 $f'(x) = 0$ より, $f(b) - f(a) = 0$ すなわち $f(b) = f(a)$ を得る. $b < a$ なる任意の $b \in I$ につ

いても同様にして $f(b) = f(a)$ が得られる．逆は明らかである．(ii) は，$F(x) = f(x) - g(x)$ について，(i) を適用すれば得られる．

$\square$

　平均値の定理の応用として，関数の増減と導関数の値の正負の関係も得られる．

定理 3.17　区間 I で微分可能な関数 $f(x)$ について以下が成り立つ．

$\qquad$ (i) I で $f'(x) > 0$ ならば，$f(x)$ は I で狭義単調増加である．

$\qquad$ (ii) I で $f'(x) < 0$ ならば，$f(x)$ は I で狭義単調減少である．

$\square$

$\because$　(i) のみを示す．それに倣って (ii) の証明を試みてほしい．区間 I から，$a < b$ をみたす 2 点 a と b を任意に選ぶと，仮定から，$f(x)$ は $[a, b]$ で連続で (a, b) で微分可能である．よって平均値の定理より，$c \in (a, b)$ が存在して，$(f(b) - f(a))/(b - a) = f'(c)$ が成り立つ．$b - a > 0$ と $f'(c) > 0$ に注意すれば，$f(b) - f(a) = (b - a)f'(c) > 0$ すなわち，$f(b) > f(a)$ が得られる．a と b の任意性（$a < b$）から，区間 I での狭義単調増加性が得られた．

$\square$

　定理 1.7 と定理 3.17 からただちに以下が得られる．

系 3.2　区間 I で微分可能な関数 $y = f(x)$ が，I において $f'(x) > 0$ を，あるいは I において $f'(x) < 0$ をみたすならば，$f(x)$ の逆関数 $x = f^{-1}(y)$ $(y \in f(I))$ が存在する．

$\square$

3.10.2　関数の極値

　関数の増減を知るうえで極値は重要な概念である．まず，極値の定義を述べる．

定義 3.9 (1 変数関数の極値)　関数 $f(x)$ が $x = a$ において極小値をとるとは，a を含むある開区間 I において

$$f(x) > f(a) \quad (x \in I, x \neq a) \tag{3.46}$$

が成り立つときをいう．また，関数 $f(x)$ が $x = a$ において極大値をとるとは，a を含むある開区間 I において

$$f(x) < f(a) \quad (x \in I, x \neq a) \tag{3.47}$$

が成り立つときをいう．極小値と極大値をあわせて極値という．$x = a$ において $f(x)$ が極値をとるとき，a を極値点という．特に，$f(x)$ が極小値をとる極値点を極小点，極大値をとる極値点を極大点という．

$\square$

極値あるいは極値点の定義を述べるには，上記のとおり関数の微分は必要ないことに注意してほしい．極値と微分を結びつけるのが，次の定理である．

定理 3.18   関数 $f(x)$ が $x = a$ において極値をとり，かつ $x = a$ で微分可能ならば，$f'(a) = 0$ である．

□

∵ $f(x)$ が $x = a$ において極大値をとる場合について示す．極大値の定義より，a を含む区間 I が存在し，$f(x) < f(a)$（$x \in I, x \neq a$）が成り立っているから，

$$\frac{f(x) - f(a)}{x - a} > 0 \quad (x \in I, x < a), \qquad \frac{f(x) - f(a)}{x - a} < 0 \quad (x \in I, x > a)$$

である．よって，

$$\lim_{x \to a-0} \frac{f(x) - f(a)}{x - a} \geq 0, \qquad \lim_{x \to a+0} \frac{f(x) - f(a)}{x - a} \leq 0$$

が得られるが，$f'(a)$ が存在するから左極限と右極限は等しくなければならない．すなわち，$f'(a) = 0$ である．極小値の場合は，極大値の場合に倣って示される．

□

さらに考察を進めるために，区間の内点と，微分可能な関数の臨界点の概念を導入する．

定義 3.10   区間 I の点 a に対して，$(a - w, a + w) \subset I$ が成り立つような $w > 0$ が存在するとき，a は I の内点であるという．

□

例えば，I が開区間ならば I の点は全て内点である．I が閉区間 $[a, b]$ ならば，a と b 以外の I の点はすべて内点である．次に，微分可能な関数の臨界点を定義する．

定義 3.11   区間 I で微分可能な関数 $f(x)$ を考える．区間 I の内点 a において，$f'(a) = 0$ が成り立つとき，a は $f(x)$ の臨界点であるという．

□

定理 3.18 と定義 3.11 より，ただちに次の定理が得られる．

定理 3.19   微分可能な関数の極値点は臨界点である．逆は成り立たない[21]．

□

定理 3.19 は，微分可能な関数では，臨界点が極値点の候補となることを主張しているので，高校では「極値問題ではまず微分」と教えられたのである．C^2 級の関数については，臨界点が極値か否かを 2 次導関数の正負から知ることができる．

---

[21] $f(x) = x^3$ について，$x = 0$ は臨界点であるが極値ではないという易しい反例（逆が成立しない例）がある．

定理 3.20 区間 I で C^2 級の関数 $f(x)$ について，I の内点 a が $f(x)$ の臨界点であるとする．$f''(a) > 0$ ならば a は極小点，$f''(a) > 0$ ならば a は極大点である．$f''(a) = 0$ ならば，$f^{(m)}(a)$ $(m = 1, 2)$ からは a が極値点か否かを判定できない[22]．

□

∵ $f''(a) > 0$ の場合を示す．a は内点であるから，C^2 級の仮定と $f''(a) > 0$ および定理 2.16 から，区間 $J = (a - \delta, a + \delta) \subset I$ $(\delta > 0)$ が存在し，J 上で $f''(x) > f''(a)/2$ が成り立つ．すなわち，区間 J 上で $f''(x) > 0$ である．さらに，$f'(a) = 0$ と定理 3.13（テイラーの定理）より，a と異なる任意の $b \in J$ に対し

$$f(b) = f(a) + f'(a)(b - a) + \frac{1}{2!}f''(c)(b - a)^2 = f(a) + \frac{1}{2!}f''(c)(b - a)^2$$

をみたす c が a と b の間に存在する．$c \in J$ であるから，$f''(c) > 0$ となり，$f(b) > f(a)$ である．すなわち，開区間 J 上で (3.46) が成り立つので，$x = a$ は極小点である．$f''(a) = 0$ のときに判定不能であることは，$x = 0 (= a)$ が $f(x) = x^3$ のときは極値点ではなく，$f(x) = x^4$ のときは極小点であるという事例が存在することで示される．

□

系 3.3 区間 I で C^n 級の関数 $f(x)$ について，I の内点 a において，$f^{(1)}(a) = f^{(2)}(a) = \cdots = f^{(n-1)}(a) = 0$ かつ $f^{(n)}(a) \neq 0$ が成り立っているとする．n が奇数ならば，a は極値点ではない．n が偶数かつ $f^{(n)}(a) > 0$ ならば，a は極小点であり，n が偶数かつ $f^{(n)}(a) < 0$ ならば，a は極大点である．

□

3.10.3 関数の凸性

関数 $f(x)$ の凸性と $f(x)$ の 2 次導関数の値の正負の関係について述べる．

定義 3.12 関数 $f(x)$ が区間 I で上に狭義の凸 であるとは，$x_1 < x_2$ をみたす任意の $x_1 \in I$ と $x_2 \in I$ に対して

$$f(tx_1 + (1 - t)x_2) > tf(x_1) + (1 - t)f(x_2) \quad (0 < t < 1) \tag{3.48}$$

が成り立つときをいい，下に狭義の凸 であるとは，$x_1 < x_2$ をみたす任意の $x_1 \in I$ と $x_2 \in I$ に対して

$$f(tx_1 + (1 - t)x_2) < tf(x_1) + (1 - t)f(x_2) \quad (0 < t < 1) \tag{3.49}$$

が成り立つときをいう．

□

---

[22] $x = a$ における，より高次の導関数の正負の情報が必要である（系 3.3）．

式 (3.48) は, A$(x_1, f(x_1))$ と B$(x_2, f(x_2))$ を結ぶ線分 AB よりも, AB を端点とする $y = f(x)$ のグラフの部分が端点以外で上に位置することを意味している. 同様に, 式 (3.49) は, A$(x_1, f(x_2))$ と B$(x_2, f(x_2))$ を結ぶ線分 AB よりも, AB を端点とする $y = f(x)$ の部分が端点以外で下に位置することを意味している.

定義 3.12 の設定において, $x = tx_1 + (1-t)x_2 \in (x_1, x_2)$ とおくとき, 同値な変形

$$(3.48) \Longleftrightarrow \frac{f(x_2) - f(x)}{x_2 - x} < \frac{f(x_2) - f(x_1)}{x_2 - x_1} \quad (x_1 < x < x_2),$$

$$(3.49) \Longleftrightarrow \frac{f(x_2) - f(x)}{x_2 - x} > \frac{f(x_2) - f(x_1)}{x_2 - x_1} \quad (x_1 < x < x_2)$$

が得られる. さらに $s = 1 - t$ と置き換えて, $x = (1-s)x_1 + sx_2$ と表すとき, 同値な変形

$$(3.48) \Longleftrightarrow \frac{f(x) - f(x_1)}{x - x_1} > \frac{f(x_2) - f(x_1)}{x_2 - x_1} \quad (x_1 < x < x_2),$$

$$(3.49) \Longleftrightarrow \frac{f(x) - f(x_1)}{x - x_1} < \frac{f(x_2) - f(x_1)}{x_2 - x_1} \quad (x_1 < x < x_2)$$

が得られる. まとめると, 以下の系が得られる.

系 3.4 区間 I で関数 $f(x)$ が上に狭義の凸であるとき, $x_1 < x_2$ をみたす任意の $x_1 \in I$ と $x_2 \in I$ に対して

$$\frac{f(x) - f(x_1)}{x - x_1} > \frac{f(x_2) - f(x)}{x_2 - x} \quad (x_1 < x < x_2) \tag{3.50}$$

が成り立ち, 逆も正しい. また, 区間 I で関数 $f(x)$ が下に狭義の凸であるとき, $x_1 < x_2$ をみたす任意の $x_1 \in I$ と $x_2 \in I$ に対して

$$\frac{f(x) - f(x_1)}{x - x_1} < \frac{f(x_2) - f(x)}{x_2 - x} \quad (x_1 < x < x_2) \tag{3.51}$$

が成り立ち, 逆も正しい.

□

定理 3.21 関数 $f(x)$ が $[a,b]$ で C^2 級であるとする. (a,b) で $f''(x) < 0$ ならば $f(x)$ は $[a,b]$ で上に狭義の凸である. また, (a,b) で $f''(x) > 0$ ならば $f(x)$ は $[a,b]$ で下に狭義の凸である.

□

∵ $f''(x) < 0$ を仮定し, 上に狭義の凸となることを示す. 任意の区間 $[x_1, x_2]$ $(\subset [a,b])$ と $x \in (x_1, x_2)$ について, 平均値の定理 (定理 3.11) より,

$$\frac{f(x) - f(x_1)}{x - x_1} = f'(c_1), \quad \frac{f(x_2) - f(x)}{x_2 - x} = f'(c_2)$$

をみたす $c_1 \in (x_1, x)$ と $c_2 \in (x, x_2)$ が存在し, 仮定より $f'(x)$ は (a,b) で狭義単調減少であるから $f'(c_1) > f'(c_2)$ である. よって, (3.50) が成り立ち, $f(x)$ は上に狭義の凸である. 下に狭義の凸の場合も同様に示せる.

□

定義 3.13　関数 $f(x)$ の凸性が変化する境界点を変曲点という．ただし，関数の凸性が変化するとは，関数が上に凸から下に凸へ，または下に凸から上に凸へと変化することをいう．

□

定理 3.21 の系として，変曲点に関して次が得られる．

系 3.5　関数 $f(x)$ が $[a,b]$ で C^2 級であるとする．このとき $c \in (a,b)$ が変曲点ならば $f''(c) = 0$ である．逆は成り立たない[23]．

□

3.11　極値問題への応用

　関数の極値問題は種々の最適化問題の中に現れるという意味で応用上も重要である．ここでいう極値問題とは，「指定された区間において C^2 級の関数 $f(x)$ の極値を求めよ．」という問題である．この問題に，さらに「$y = f(x)$ のグラフの概形を描け」が追加される場合もある．本節では，極値問題あるいはその発展形としてのグラフ概形描画について一般的な手順を示した後，例題で手順を実践する．実践では，3.9 節，3.10.1 小節から 3.10.3 小節の内容が活用される．

極値問題（およびグラフ概形描画）への一般的な手順

手順 1　関数 $f(x)$ の臨界点，すなわち $f'(x) = 0$ となる点をすべて求める．

手順 2　関数 $f(x)$ の 2 次導関数 $f''(x)$ について，$f''(x) = 0$ となる点をすべて求める．

手順 3　手順 1 と手順 2 の結果を基に，3.10 節の諸結果を用いて，関数 $f(x)$ の増減表を作る．

手順 4　増減表から，極値があればその値とそのときの x の値を提示する．

手順 5　（グラフ概形描画）増減表から，関数の増加・減少や凸性に留意してグラフを描く．必要に応じて定義域 A の端点での関数の振る舞いも調べること[24]．

□

例 3.24　$f(x) = \dfrac{1}{10}(x^5 - 5x^4 + 5x^3)$ $(x \in \mathbb{R})$ の極値を求め，グラフの概形を描け[25]．

手順 1　$f'(x) = \dfrac{1}{2}x^4 - 2x^3 + \dfrac{3}{2}x^2 = \dfrac{1}{2}x^2(x-1)(x-3)$ であるから，$f'(x) = 0$ となるのは，$x = 0, 1, 3$ のときである．

手順 2　$f''(x) = 2x^3 - 6x^2 + 3x = x(2x^2 - 6x + 3)$ であるから，$f''(x) = 0$ となるのは，$x = 0, (3 \pm \sqrt{3})/2$ のときである．

手順 3　増減表は以下の表 3.3 のとおりである．

---

[23] $x = 0$ を内点として含む任意の閉区間において，$f(x) = x^4$ について，$x = 0$ は $f''(0) = 0$ みたすが極小点であるという反例（逆が成立しない例）が作れる．

[24] 端点が A に含まれない場合は極限を調べる．

[25] 全体に $1/10$ が掛かっているのは，グラフを紙面にうまく収めたいというだけが理由である

表 3.3　$f(x) = \frac{1}{10}(x^5 - 5x^4 + 5x^3)$ の増減表

x		0		$\frac{3-\sqrt{3}}{2}$		1		$\frac{3+\sqrt{3}}{2}$		3	
$f'(x)$	$+$	0	$+$	$+$	$+$	0	$-$	$-$	$-$	0	$+$	
$f''(x)$	$-$	0	$+$	0	$-$	$-$	$-$	0	$+$	$+$	$+$	
$f(x)$	↗	変曲点	↗	変曲点	↗	極大点	↘	変曲点	↘	極小点	↗	

手順 4　増減表より，$f(x)$ は $x = 1$ のとき極大値 $1/10$ をとり，$x = 3$ のとき極小値 $-27/10$ をとる．$x = 0$ は，定理 3.20 では判定できない臨界点だが，増減表から極値点ではないことが確認できる．また，増減表，定義 3.13 から，$x = 0, (3 \pm \sqrt{3})/2$ の 3 点は変曲点であると確認できる．

手順 5　$f(x) = x^5(1 - 5/x + 5/x^2)/10$ だから，$f(x) \to \pm\infty \ (x \to \pm\infty : \text{複号同順})$ である．これと増減表を基に，グラフの概形として図 3.5 が得られる．

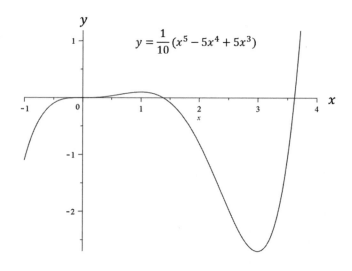

$$y = \frac{1}{10}(x^5 - 5x^4 + 5x^3)$$

図 3.5　$y = \frac{1}{10}(x^5 - 5x^4 + 5x^3)$ のグラフ

□

例 3.25　$f(x) = x^2 e^{-x} \ (x \in \mathbb{R})$ の極値を求め，グラフの概形を描け．

手順 1　$f'(x) = 2x e^{-x} - x^2 e^{-x} = -x(x-2)e^{-x}$ であるから，$f'(x) = 0$ となるのは，$x = 0, 2$ のときである．

手順 2　$f''(x) = \{(2x - x^2)e^{-x}\}' = (2 - 2x)e^{-x} - (2x - x^2)e^{-x} = (x^2 - 4x + 2)e^{-x}$ であるから，$f''(x) = 0$ となるのは，$x = 2 \pm \sqrt{2}$ のときである．

手順 3　増減表は以下の表 3.4 のとおりである．

表 3.4　$f(x) = x^2 e^{-x}$ の増減表

x		0		$2-\sqrt{2}$		2		$2+\sqrt{2}$	
$f'(x)$	-	0	+	+	+	0	-	-	-
$f''(x)$	+	+	+	0	-	-	-	0	+
$f(x)$	↘	極小点	⤴	変曲点	⤴	極大点	↘	変曲点	↘

手順 4　増減表より，$f(x)$ は $x = 0$ のとき極小値 0 をとり，$x = 2$ のとき極大値 $4e^{-2}$ をとる．増減表，定義 3.13 から，$x = 2 \pm \sqrt{2}$ は変曲点であると確認できる．

手順 5　$f(x) \to \infty$（$x \to -\infty$）は明らかだが，$x \to \infty$ での極限は不定形である．定理 3.15（ロピタルの定理）を使うと，$f(x) \to 0$（$x \to \infty$）が得られる．これらと増減表を基に，グラフの概形として図 3.6 が得られる．

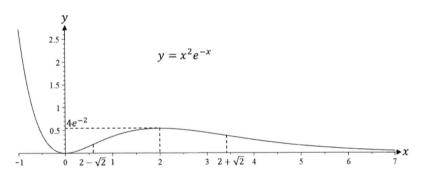

図 **3.6**　$y = x^2 e^{-x}$ のグラフ

□

問題 3.18　$y = f(x) = \dfrac{x^4}{4} - \dfrac{x^3}{3} - x^2 + 2$ の極値をすべて求め，その極値をとるときの x の値も答えよ．さらにグラフの概形を描け．

問題 3.19　$y = f(x) = x \log x$（$x > 0$）の極値をすべて求め，その極値をとるときの x の値も答えよ．さらにグラフの概形を描け．

第 4 章

---

2 変数関数の微分法

この章では，2変数関数の微分法について学ぶ．1変数関数の微分法がベースとなるので，必要に応じて1変数関数の微分法も復習しながら進んでほしい．

4.1　2変数関数に関する準備

この節では，2変数関数の微分法に必要な準備を行う．

4.1.1　2変数関数とは

平面を $\mathbb{R}^2$ で表し，$\mathbb{R}^2$ の部分集合 A を定義域とする実数値関数

$$f : A \to \mathbb{R} \tag{4.1}$$

を考える．$\mathbb{R}^2$ に直交座標系を導入すれば，$\mathbb{R}^2$ の要素（点）は実数値をとる2つの変数 x と y の対 (x, y) で表される．したがって，$\mathbb{R}^2$ の部分集合 A の要素（点）も変数の対 (x, y) で表される．この意味で，(4.1) の関数 f は，

$$f(x, y) \quad ((x, y) \in A) \tag{4.2}$$

と表せて，((x, y) を独立変数とする) 2変数関数と呼ばれる．また，変数 z が $f(x, y)$ の値をとる従属変数であるときは，

$$z = f(x, y) \quad ((x, y) \in A) \tag{4.3}$$

と表す．この章では，2変数であることを強調する必要がない場合には，2変数関数の「2変数」を省略して単に関数ということにする．

定義域を A とする関数 $z = f(x, y)$ のグラフとは，(x, y, z) を直交座標とする座標空間 $\mathbb{R}^3$ の部分集合

$$\{(x, y, z) \in \mathbb{R}^3 \mid z = f(x, y), (x, y) \in A\} \tag{4.4}$$

のことである．例えば，化学反応の進行の説明における化学ポテンシャルエネルギーのモデル

関数[1] として知られている 2 変数関数

$$E(x,y) = 0.01(x^2+y^2)^2 + xy - 9e^{-(x-3)^2-y^2} - 9e^{-(x+3)^2-y^2} \tag{4.5}$$

のグラフは，図 4.1 に示す曲面である．

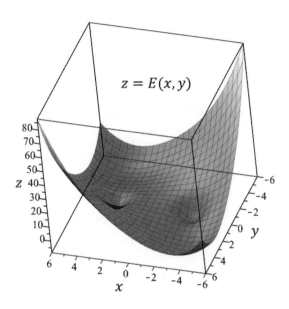

図 4.1　2 変数関数のグラフの例

後の例 4.20 で述べるように，化学反応の進行は化学ポテンシャルエネルギー関数の極値点や鞍点のを通る，反応経路とよばれる特別な曲線に沿って進むと説明される．

　1 変数関数のときのように，2 変数関数 f と g についての四則演算と，f の実数倍を定義する．

定義 4.1　定義域を $A\,(\subset \mathbb{R}^2)$ とする 2 つの 2 変数関数 f と g について，それらの和 $f+g$，差 $f-g$，積 fg，商 $\dfrac{f}{g}$，および f の実数倍 $\lambda f\ (\lambda \in \mathbb{R})$ は，以下のように定まる．

$$
\begin{aligned}
&(f+g)(x,y) = f(x,y)+g(x,y) \quad ((x,y)\in A),\\
&(f-g)(x,y) = f(x,y)-g(x,y) \quad ((x,y)\in A),\\
&(fg)(x,y) = f(x,y)g(x,y) \quad ((x,y)\in A),\\
&\left(\frac{f}{g}\right)(x,y) = \frac{f(x,y)}{g(x,y)} \quad ((x,y)\in A,\ g(x,y)\neq 0),\\
&(\lambda f)(x,y) = \lambda(f(x,y)) \quad (\lambda \in \mathbb{R},\ (x,y)\in A)
\end{aligned}
\tag{4.6}
$$

で定義する．

$\square$

[1] M.Hirsch and W.Quapp, Chemical Physics Letters, **395** (2004), pp150-156.

4.1.2 平面上の集合

平面上の集合 について，2 変数関数の極限や微分において必要な知識を中心に紹介する．

定義 4.2 点 $(a,b) \in \mathbb{R}^2$ と $\varepsilon > 0$ に対して，(a,b) からの距離が ε 未満の点の集合

$$U_\varepsilon(a,b) = \{(x,y) \in \mathbb{R}^2 \,|\, \sqrt{(x-a)^2 + (y-b)^2} < \varepsilon\} \tag{4.7}$$

(a,b) の ε-近傍という．以後，これを単に，近傍 $U_\varepsilon(a,b)$ ということもある．

□

開集合や閉集合という言葉は，それぞれ「境界を含まない集合」や「境界を含む集合」というような直感的な説明は既に受けているかも知れないが，「では，境界とは何？」と尋ねられると困らないだろうか．以下では，ε-近傍を用いて，開集合，閉集合および境界の定義を与える．

定義 4.3 (開集合) $\mathbb{R}^2$ の部分集合 A が開集合であるとは，任意の $(a,b) \in A$ に対して，$U_\varepsilon(a,b) \subset A$ をみたす ε-近傍 $U_\varepsilon(a,b)$ が存在するときをいう．

□

定義 4.4 (閉集合) $\mathbb{R}^2$ の部分集合 A が閉集合であるとは，A の補集合 A^c が開集合であるときをいう．

□

このように，開集合や閉集合の定義では，「境界」という用語や概念は不要である．

例 4.1 原点中心で半径 1 の単位円に由来する 2 つの集合

$$A = \{(x,y) \in \mathbb{R}^2 \,|\, x^2 + y^2 < 1\}, \quad B = \{(x,y) \in \mathbb{R}^2 \,|\, x^2 + y^2 \leq 1\}$$

を考える．任意の $(a,b) \in A$ について $\varepsilon = (1 - \sqrt{a^2 + b^2})/2$ と選ぶと，$U_\varepsilon(a,b) \subset A$ であるので，A は開集合である．また，任意の $(a,b) \in B^c$ について $\varepsilon = (\sqrt{a^2 + b^2} - 1)/2$ と選ぶと，$U_\varepsilon(a,b) \subset B^c$ であるので，B^c は開集合である．すなわち，B は閉集合である．

□

例 4.2 集合 $A = \{(x,y) \,|\, 0 \leq x \leq 4, 0 < y < 2\}$ は開集合でも閉集合でもない．実際，$(0,1) \in A$ の任意の ε-近傍 $U_\varepsilon(0,1)$ は $(-\varepsilon/2, 1) \in A^c$ を含んでいるので，$U_\varepsilon(0,1) \subset A$ をみたす $U_\varepsilon(0,1)$ は存在しない．よって，A は開集合ではない．また，$(2,0) \in A^c$ の任意の ε-近傍 $U_\varepsilon(2,0)$ は $(2, \varepsilon/2) \in A$ を含んでいるので，$U_\varepsilon(2,0) \subset A^c$ をみたす $U_\varepsilon(2,0)$ は存在しない．すなわち，A^c は開集合ではない．よって，A は閉集合でもない．

□

例 4.2 の集合 A ような，開集合でも閉集合でもない集合は無数に存在する．

定義 4.5 (内点, 内部) $(a,b) \in \mathbb{R}^2$ が集合 A $(\subset \mathbb{R})$ の内点であるとは, $U_\varepsilon(a,b) \in A$ をみたす ε-近傍 $U_\varepsilon(a,b)$ が存在するときをいう. A の内点の集合を A の内部とよび, A^{int} と表す.

□

定義 4.6 (外点, 外部) $(a,b) \in \mathbb{R}^2$ が集合 A $(\subset \mathbb{R}^2)$ の外点であるとは, $U_\varepsilon(a,b) \in A^c$ をみたす ε-近傍 $U_\varepsilon(a,b)$ が存在するときをいう. A の外点の集合を A の外部とよび, A^{ext} と表す.

□

定義 4.7 (境界点, 境界) $(a,b) \in \mathbb{R}^2$ の集合 A $(\subset \mathbb{R}^2)$ の境界点であるとは, (a,b) の任意の ε-近傍 $U_\varepsilon(a,b)$ に対して,

$$U_\varepsilon(a,b) \cap A \neq \emptyset \quad かつ \quad U_\varepsilon(a,b) \cap A^c \neq \emptyset$$

が成り立つときをいう. A の境界点の集合を A の境界とよび, ∂A と表す.

□

注意 4.1 内点と外点の定義では, 必ず $(a,b) \in U_\varepsilon(a,b)$ であるから, 内点は A の, 外点は A^c の点でなければならないことが自動的にしたがう. しかし, 境界点は A の点である場合もあれば A^c の点である場合もある.

例 4.3 例 4.1 に示した, 単位円に由来する 2 つの集合 A と B について, $A^{\mathrm{int}} = A$, $B^{\mathrm{int}} = A$ である. また, $C = \{(x,y) \mid x^2 + y^2 = 1\}$ とするとき (単位円周), $\partial A = \partial B = C$ である. また, この例では, $A^{\mathrm{int}} \cup \partial A = A \cup \partial A = B$ である.

□

寄り道

「開, 閉, 内部, 外部, 境界とかに全部定義が必要とは面倒くさい話になったな」と思うかもしれない. しかし, 所有者が異なる隣接した土地の境界線を想像してほしい. 境界線上に立っているとき, ちょっとでもよろけると, どちらかの所有する土地に足が入ってしまうことは簡単にわかると思う. 「よろける」に相当するのが $U_\varepsilon(a,b)$ という近傍を考えることであり, 「ちょっとでも」は ε-近傍の半径 $\varepsilon(>0)$ を任意の (小さい) 値で考えることに対応するであろう. このように考えていくと, これらの定義も, 我々が日頃経験するような, 敷地の内部, 外部, 境界を, 数学の概念として書き直しただけであることを感じてもらえるのではないだろうか.

定義 4.5, 4.6, 4.7 から, 以下の定理 4.1, 4.2, 4.3 が容易に得られる.

定理 4.1　$\mathbb{R}^2$ の任意の部分集合 A に対して,

$$A^{\text{int}} \cup A^{\text{ext}} \cup \partial A = \mathbb{R}^2, \quad A^{\text{int}} \cap A^{\text{ext}} = \emptyset, \quad A^{\text{ext}} \cap \partial A = \emptyset, \quad \partial A \cap A^{\text{int}} = \emptyset \qquad (4.8)$$

が成り立つ.

□

定理 4.2　$\mathbb{R}^2$ の任意の部分集合 A に対して, A^{int} は A の開部分集合のうちで最大のものである. また, A が開集合ならば $A = A^{\text{int}}$ が成り立ち, その逆も成り立つ.

□

定理 4.3　$\mathbb{R}^2$ の任意の部分集合 A に対して, $A \cup \partial A$ は A を部分集合とする閉集合のうちで最小のものである. $A \cup \partial A$ は, A の閉包といわれ A^a と表す. A が閉集合ならば $A = A^a$ が成り立ち, その逆も成り立つ.

□

4.1.3　2 変数関数の極限と連続性

1 変数関数のときと同様に, 2 変数関数に対しても ε 論法を用いて極限の概念が定義され, それを用いて連続性を定義できる.

定義 4.8 (2 変数関数の極限)　開集合 A を定義域とする関数 $f(x,y)$ が, (a,b) において極限値 α を持つとは, 任意の $\varepsilon > 0$ に対して,

$$(x,y) \in U_\delta(a,b) \quad \text{ならば} \quad |f(x,y) - f(a,b)| < \varepsilon \qquad (4.9)$$

が成り立つような, (a,b) の δ-近傍 $U_\delta(a,b)$ が存在するときをいい[2],

$$\lim_{(x,y) \to (a,b)} f(x,y) = \alpha \quad \text{同じ意味で} \quad f(x,y) \to \alpha \quad ((x,y) \to (a,b)) \qquad (4.10)$$

と表す.

□

1 変数関数の極限の定義 2.6 と比較すると, $|x-a| < \delta$ が $(x,y) \in U_\delta(a,b)$ に, $|f(x) - \alpha| < \varepsilon$ が $|f(x,y) - \alpha| < \varepsilon$ に置き換わっており, 1 変数関数の極限の定義の自然な拡張になっている. このことから, 無限大や負の無限大への発散の定義なども, 1 変数関数に関する定義の文言の置き換えで可能であるが, 本書で用いる機会は少ないので割愛する. 2 つの 2 変数関数の和, 差, 積, 商, 実数倍の極限について, 1 変数関数の場合と同様の結果が得られる.

定理 4.4　関数 $f(x,y)$ と $g(x,y)$ について, $\displaystyle\lim_{(x,y) \to (a,b)} f(x,y) = \alpha$ と $\displaystyle\lim_{(x,y) \to (a,b)} g(x,y) = \beta$ が成り立つとき (α, β は有限値), $f(x,y)$ と $g(x,y)$ の和, 差, 積, 商, および $f(x,y)$ の実数倍の極限について, 以下が成り立つ.

---

[2] δ-近傍 $U_\delta(a,b)$ の定義は, 定義 4.2 を参照せよ.

$$\lim_{(x,y)\to(a,b)} (f(x,y) + g(x,y)) = \alpha + \beta, \quad \lim_{(x,y)\to a} (f(x,y) - g(x,y)) = \alpha - \beta,$$

$$\lim_{(x,y)\to(a,b)} f(x,y)g(x,y) = \alpha\beta, \quad \lim_{(x,y)\to(a,b)} \frac{f(x,y)}{g(x,y)} = \frac{\alpha}{\beta} \quad (g(x,y) \neq 0, \beta \neq 0), \quad (4.11)$$

$$\lim_{(x,y)\to(a,b)} \lambda f(x,y) = \lambda\alpha.$$

□

定義 4.9 (2 変数関数の連続性)　関数 $f(x,y)$ が点 (a,b) において連続であるとは,

$$\lim_{(x,y)\to(a,b)} f(x,y) = f(a,b) \tag{4.12}$$

が成り立つときをいう. $f(x,y)$ がある集合 A の任意の点において連続なとき, $f(x,y)$ は A 上で連続という.

□

例えば, e^{x+2y}, $\sin(xy)$, $\sqrt{x^2 + y^2}$, $e^{x^2+y^2}$ は, すべて $\mathbb{R}^2$ 上で連続である. 一見, 連続のように見えるが実は不連続なものとして以下の例を紹介する.

例 4.4　$\mathbb{R}^2$ 上の関数

$$f(x,y) = \begin{cases} \dfrac{xy}{x^2 + y^2} & ((x,y) \neq (0,0)) \\ 0 & ((x,y) = (0,0)) \end{cases} \tag{4.13}$$

は, $(0,0)$ において不連続である. 実際,

$$\lim_{t\to 0} f(t,t) = \frac{1}{2}, \quad \lim_{t\to 0} f(t,0) = 0$$

より, $(0,0)$ への異なる接近で極限値が異なっており, $\lim_{(x,y)\to(0,0)} f(x,y)$ は存在しない. すなわち, $(0,0)$ において (4.12) が成り立たないので, $(0,0)$ において不連続である.

□

定理 2.16 の 2 変数関数版として次の定理が得られる.

定理 4.5　開集合 A 上の関数 $f(x,y)$ が $(a,b) \in A$ において連続であるとする. $f(a,b) > 0$ のとき, $0 < c < f(a,b)$ なる c に対して (a,b) の δ-近傍 $U_\delta(a,b)$ を適切に選んで, $(x,y) \in U_\delta(a,b)$ ならば $(0 <)c < f(x,y)$ とできる. $f(a,b) < 0$ のとき, $f(a,b) < \tilde{c} < 0$ なる $\tilde{c}$ に対して (a,b) の δ-近傍 $U_\delta(a,b)$ を適切に選んで, $(x,y) \in U_\delta(a,b)$ ならば $f(x,y) < \tilde{c}(< 0)$ とできる.

□

∵ $f(a,b) > 0$ の場合を示す. $0 < c < f(a,b)$ なる c に対して $\varepsilon = f(a,b) - c > 0$ ととるとき, $\alpha = f(a,b)$ とした定義 4.8 より, (a,b) の δ-近傍 $U_\delta(a,b)$ が存在して, $(x,y) \in U_\delta(a,b)$

ならば $|f(x,y) - f(a,b)| < \varepsilon$ が成り立つ. したがって, $c = f(a,b) - \varepsilon < f(x,y)$ が成り立つ. $f(a) < 0$ の場合は, 上を参考に各自で示してみるとよい.

□

さらに, 定理 2.17 の 2 変数関数版として次の定理が得られる.

定理 4.6 定義域を A とする関数 $f(x,y)$ と $g(x,y)$ が $(x,y) = (a,b) \in A$ において連続であるとき, それらの和 $f(x,y) + g(x,y)$, 差 $f(x,y) - g(x,y)$, 積 $f(x,y)g(x,y)$, 商 $f(x,y)/g(x,y)$, および $f(x,y)$ の実数倍 $\lambda f(x,y)$ （$\lambda \in \mathbb{R}$）もまた, $(x,y) = (a,b)$ において連続である. ただし, 商に関しては A において $g(x,y) \neq 0$ という仮定を追加する.

□

定理 4.7 1 変数関数や 2 変数関数から得られる合成関数の連続性について, 以下の (1) と (2) が成り立つ.

(1) 定義域を $I \subset \mathbb{R}$ とする関数 $x = \phi(t)$, $y = \psi(t)$ と, 定義域を A とする関数 $z = f(x,y)$ について, $(\phi(t), \psi(t)) \in A$ $(t \in I)$ が成り立つときに定義可能な合成関数 $f(\phi(t), \psi(t))$ は, $\phi(t)$, $\psi(t)$ および $f(x,y)$ が連続ならば I で連続である.

(2) 定義域を A とする関数 $x = \phi(u,v)$, $y = \psi(u,v)$ と定義域を B とする関数 $z = f(x,y)$ について, $((\phi(u,v), \psi(u,v)) \in B$ $((u,v) \in A)$ が成り立つときに定義可能な合成関数 $z = f(\phi(u,v), \psi(u,v))$ は, $\phi(u,v)$, $\psi(u,v)$ および $f(x,y)$ が連続ならば A で連続である.

□

この定理は, 定理 2.18 の拡張版であり, 1 変数および 2 変数関数の極限や連続性に関する定理 2.6, 定理 2.11, 定理 4.8 および定理 4.9 に基づく ε 論法の展開で示せるが割愛する.

4.2 偏微分

偏微分は, 3 つ以上の連続的な変量が関係する現象の数学モデルに頻繁に現れる. この節では, 偏微分とは何かを紹介し, さらにその計算を行う.

4.2.1 偏微分係数と偏導関数

定義 4.10 (偏微分係数) 開集合 A を定義域とする関数 $f(x,y)$ を考える. 点 $(a,b) \in A$ において $f(x,y)$ が偏微分可能であるとは, ある実数 α と β が存在し,

$$\lim_{x \to a} \frac{f(x,b) - f(a,b)}{x - a} = \alpha, \quad \lim_{y \to b} \frac{f(a,y) - f(a,b)}{y - b} = \beta \tag{4.14}$$

が成り立つときをいう. α は (a,b) における $f(x,y)$ の x に関する偏微分係数と呼ばれ,

$$\frac{\partial f}{\partial x}(a,b), \quad f_x(a,b) \tag{4.15}$$

のように表す．また，β は (a,b) における $f(x,y)$ の y に関する偏微分係数と呼ばれ，

$$\frac{\partial f}{\partial y}(a,b), \quad f_y(a,b) \tag{4.16}$$

のように表す．

$\square$

定義 4.11 (偏導関数)　関数 $f(x,y)$ が開集合 A の各点で偏微分可能なとき，$f(x,y)$ は A 上で偏微分可能という．このとき，各点 $(a,b) \in A$ に対して，(a,b) における x に関する偏微分係数 $(\partial f/\partial x)(a,b)$ を対応させる関数を，$f(x,y)$ の x に関する偏導関数といい

$$\frac{\partial f}{\partial x}, \quad \frac{\partial f}{\partial x}(x,y), \quad f_x(x,y) \tag{4.17}$$

のように表す．また，(a,b) における y に関する偏微分係数 $(\partial f/\partial y)(a,b)$ を対応させる関数を，$f(x,y)$ の y に関する偏導関数といい

$$\frac{\partial f}{\partial y}, \quad \frac{\partial f}{\partial y}(x,y), \quad f_y(x,y) \tag{4.18}$$

のように表す．なお，$z = f(x,y)$ のような表記のときは，偏導関数を

$$\frac{\partial z}{\partial x}, \quad \frac{\partial z}{\partial y} \tag{4.19}$$

のように表すこともある．$f(x,y)$ の偏導関数を求めることを，$f(x,y)$ を偏微分するという．

$\square$

定理 3.2 からの類推で，「ある関数が偏微分可能ならば，それは連続関数である」と期待したくなるが，例 4.4 で不連続関数の例として紹介したものが反例に該当する．

例 4.5　例 4.4 で取り上げた $\mathbb{R}^2$ 上の関数

$$f(x,y) = \begin{cases} \dfrac{xy}{x^2 + y^2} & ((x,y) \neq (0,0)) \\ 0 & ((x,y) = (0,0)) \end{cases}$$

は，$(0,0)$ において偏微分可能であるが不連続である．不連続性は，例 4.4 で既に示しているので，$(0,0)$ における偏微分可能性を確認する．実際，

$$\lim_{x \to 0} \frac{f(x,0) - f(0,0)}{x - 0} = 0, \quad \lim_{y \to 0} \frac{f(0,y) - f(0,0)}{y - 0} = 0 \tag{4.20}$$

より $(0,0)$ で偏微分可能であり，$f_x(0,0) = f_y(0,0) = 0$ である．

$\square$

4.2.2 偏微分の計算

偏微分係数の定義式 (4.14) を見ると，$(\partial f/\partial x)(a,b)$ の定義式は，$f(x,y)$ に $y = b$ を代入して得られる 1 変数関数 $f(x,b)$ （変数 x）の $x = a$ における微分係数の定義式と同じである．同様に，$(\partial f/\partial y)(a,b)$ の定義式は，$f(x,y)$ に $x = a$ を代入して得られる 1 変数関数 $f(a,y)$ （変数 y）の $y = b$ における微分係数の定義式と同じである．したがって，偏導関数 $(\partial f/\partial x)(x,y)$

は，変数 y があたかも定数であるとみなして，x で微分すれば得られる．同様に，$(\partial f/\partial y)(x,y)$ は，変数 x があたかも定数であるとみなして，y で微分すれば得られる．したがって，2 つの微分可能な 1 変数関数の関数の和，差，積，商および微分可能な関数の実数倍の微分可能性について述べた定理 3.3 より，ただちに以下が得られる．

定理 4.8　関数 $f(x,y)$ と $g(x,y)$ が開集合 A 上で偏微分可能なとき，それらの和，差，積，商，および $f(x,y)$ の実数倍は A 上で偏微分可能である．x に関する偏導関数は

$$\frac{\partial}{\partial x}(f(x,y) \pm g(x,y)) = \frac{\partial f}{\partial x}(x,y) \pm \frac{\partial g}{\partial x}(x,y),$$

$$\frac{\partial}{\partial x}(f(x,y)g(x,y)) = \frac{\partial f}{\partial x}(x,y)g(x,y) + f(x,y)\frac{\partial g}{\partial x}(x,y),$$

$$\frac{\partial}{\partial x}\left(\frac{f(x,y)}{g(x,y)}\right) = \frac{\frac{\partial f}{\partial x}(x,y)g(x,y) - f(x)\frac{\partial g}{\partial x}(x,y)}{(g(x,y))^2}, \tag{4.21}$$

$$\frac{\partial}{\partial x}(\lambda f(x,y)) = \lambda\frac{\partial f}{\partial x}(x,y)$$

で得られる．ただし，商の偏導関数では $g(x,y) \neq 0$ $((x,y) \in A)$ を仮定する．y に関する偏導関数は，(4.21) の偏微分 $\partial/\partial x$ を $\partial/\partial y$ に置き換えた式で得られる．

$\square$

例 4.6　$f(x,y) = x^2 + 2xy^2 + y + x^2 e^{xy} + \sin\left(\frac{y}{x}\right) + \log(x^2 + 2y^2)$ を偏微分せよ．

$$\frac{\partial f}{\partial x}(x,y) = 2x + 2y^2 + (2x + x^2 y)e^{xy} - \frac{y}{x^2}\cos\left(\frac{y}{x}\right) + \frac{2x}{x^2 + 2y^2},$$

$$\frac{\partial f}{\partial y}(x,y) = 4xy + 1 + x^3 e^{xy} + \frac{1}{x}\cos\left(\frac{y}{x}\right) + \frac{4y}{x^2 + 2y^2}.$$

$\square$

問題 4.1　次の関数を偏微分せよ．

(1) $f(x,y) = x^3 y + 4x^2 y^2 + y^4$　(2) $f(x,y) = \dfrac{xy^2}{x+y}$　(3) $f(x,y) = e^{-(x^2+y^2)}$

(4) $f(x,y) = e^{\sqrt{x^2+y^2}}$　(5) $f(x,y) = \log(x - xy + y^4)$　(6) $f(x,y) = \arctan(xy)$

(7) $f(x,y) = \arccos(y/x)$　(8) $f(x,y) = \dfrac{1}{\sqrt{x^2+y^2}}$

4.2.3　偏微分係数の幾何学的意味

偏微分係数について上節で行った考察から，さらに $z = f(x,y)$ のグラフと関連した幾何学的な考察へと進もう．ある点における 1 変数関数の微分係数は，その点における接線の傾きに等しいことを 3.6 小節で学んだ．それと上節の考察を合わせると，$(\partial f/\partial x)(a,b)$ は $z = f(x,y)$ のグラフを平面 $y = b$ で切って得られる，平面 $y = b$ 上のグラフ $z = f(x,b)$ の $x = a$ における

接線の傾きに等しい．同様に，$(\partial f/\partial y)(a,b)$ は $z=f(x,y)$ のグラフを平面 $x=a$ で切って得られる，平面 $x=a$ 上のグラフ $z=f(a,y)$ の $y=b$ における接線の傾きに等しい．図 4.2 の場合は，$(\partial f/\partial x)(x,0)$ は，曲線 $\{(x,y,z)\,|\,y=0,\,z=-x^2\}$ の接線の傾きとして，$(\partial f/\partial y)(0,y)$ は，曲線 $\{(x,y,z)\,|\,x=0,\,z=-2y^2\}$ の接線の傾きに等しい．

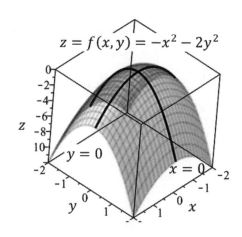

図 4.2　偏微分の幾何学的意味　$(z=-x^2-2y^2)$

接平面との関係については，全微分を紹介する次の小節で述べる．

4.2.4　全微分

4.2.2 小節と 4.2.3 小節の考察から，偏微分とは独立変数の変化を特定の方向（x 軸あるいは y 軸に平行）に制限して得られる微分といえる．一般に点 (a,b) において変数 (x,y) は任意の方向に変化可能であり，それを想定した全微分の考え方を紹介する．

1 変数関数の微分可能性に関する定義 3.1 で与えた式（3.1）の同値な表現（3.2），すなわち

$$f(x)-f(a)=\alpha(x-a)+R(x),\quad \lim_{x\to a}\frac{R(x)}{x-a}=0$$

を再掲する．2 変数関数の全微分可能性は，表現 (3.2) の 2 変数関数版として以下のように定義される．

定義 4.12（全微分）　開集合 A を定義域とする関数 $f(x,y)$ が，$(a,b)\in A$ において全微分可能とは，ある実数 α と β が存在し，

$$
\begin{cases}
f(x,y)-f(a,b)=\alpha(x-a)+\beta(y-b)+R(x,y),\\
\displaystyle\lim_{(x,y)\to(a,b)}\frac{R(x,y)}{\sqrt{(x-a)^2+(y-b)^2}}=0
\end{cases}
\tag{4.22}
$$

が成り立つときをいう．

$\square$

定義 4.13 開集合 A の各点で $f(x,y)$ が全微分可能なとき，$f(x,y)$ は A 上で全微分可能であるという． $\qquad\square$

全微分可能性と偏微分可能性の関係として，以下の定理が得られる．

定理 4.9 $f(x,y)$ が点 (a,b) において全微分可能ならば，$f(x,y)$ は点 (a,b) において偏微分可能であり，

$$\begin{cases} f(x,y) - f(a,b) = \dfrac{\partial f}{\partial x}(a,b)(x-a) + \dfrac{\partial f}{\partial y}(a,b)(y-b) + R(x,y), \\ \displaystyle\lim_{(x,y)\to(a,b)} \dfrac{R(x,y)}{\sqrt{(x-a)^2 + (y-b)^2}} = 0 \end{cases} \tag{4.23}$$

が成り立つ． $\qquad\square$

∵ $(a,b) \in A$ を任意に固定して考える．$f(x,y)$ は (a,b) で全微分可能であるから，(4.22) は，$(x,b) \to (a,b)$ や $(a,y) \to (a,b)$ のような特別な近づけ方でも当然成立する．(4.22) におけるこれらの近づけ方による極限は，それぞれ (4.14) の第 1 式と第 2 式の成立を意味する．よって，$f(x,y)$ は (a,b) において偏微分可能であり，さらに (4.23) が成り立つ． $\qquad\square$

定理 4.9 の主張の逆は成り立たない．実際，次のような反例がある．

例 4.7 $(0,0)$ において偏微分可能だが全微分可能ではない関数の例として

$$f(x,y) = \begin{cases} \dfrac{xy}{\sqrt{x^2+y^2}} & ((x,y) \neq (0,0)) \\ 0 & ((x,y) = (0,0)) \end{cases}$$

がある．実際，$(0,0)$ における偏微分係数を定義にしたがって計算すると，

$$\frac{\partial f}{\partial x}(0,0) = \lim_{x\to 0} \frac{f(x,0) - f(0,0)}{x - 0} = 0, \quad \frac{\partial f}{\partial y}(0,0) = \lim_{y\to 0} \frac{f(0,y) - f(0,0)}{y - 0} = 0$$

である．もしも $f(x,y)$ が $(0,0)$ で全微分可能ならば，$f(0,0) = f_x(0,0) = f_y(0,0) = 0$ の下での (4.23)，すなわち

$$f(x,y) = R(x,y), \quad \lim_{(x,y)\to(0,0)} \frac{R(x,y)}{\sqrt{x^2+y^2}} = 0$$

が成り立たなければならない．しかし，$R(x,y) = xy/\sqrt{x^2+y^2}$ について，例 4.4 から

$$\frac{R(x,y)}{\sqrt{x^2+y^2}} = \frac{xy}{x^2+y^2} \to \begin{cases} 0 & (x=0,\ y\to 0)) \\ 1/2 & (x=y=t\to 0) \end{cases}$$

が得られるから，この $f(x,y)$ に対して (4.23) は成り立たない． $\qquad\square$

$f(x,y)$ の偏微分可能性に加えて偏導関数の連続性を課すと，全微分可能性の十分条件であることが知られている.

定理 4.10　開集合 A 上で関数 $f(x,y)$ が偏微分可能で，x あるいは y のいずれかひとつに関する偏導関数が A 上で連続ならば，$f(x,y)$ は A 上で全微分可能である.

□

∵　$f_y(x,y)$ が連続な場合について示す. $(a,b) \in A$ を任意に固定するとき，仮定から $f(x,b)$ は $x=a$ で微分可能なので，$h=x-a$ とするとき

$$f(a+h,b) = f(a,b) + f_x(a,b)h + R(h), \quad \frac{R(h)}{h} \to 0 \quad (h \to 0)$$

が成り立っている. さらに，y に関する偏導関数の連続性を仮定しているから，h を固定した $f(a+h,y)$ への平均値の定理により

$$f(a+h,b+k) = f(a+h,b) + f_y(a+h,b+\theta k)k$$

をみたす $\theta \in (0,1)$ が存在する. これら 2 つの式から

$$\begin{aligned} f(a+h,b+k) = &f(a,b) + f_x(a,b)h + f_y(a,b)k \\ &+ \{(f_y(a+h,b+\theta k) - f_y(a,b))k + R(h)\} \end{aligned}$$

が得られる. $f_y(x,y)$ の連続性を用いると，上式右辺 {　} 内について

$$\left| \frac{(f_y(a+h,b+\theta k) - f_y(a,b))k + R(h)}{\sqrt{h^2+k^2}} \right|$$

$$\leq |f_y(a+h,b+\theta k) - f_y(a,b)| \frac{|k|}{\sqrt{h^2+k^2}} + \left| \frac{R(h)}{h} \right| \frac{|h|}{\sqrt{h^2+k^2}}$$

$$\leq |f_y(a+h,b+\theta k) - f_y(a,b)| + \left| \frac{R(h)}{h} \right| \to 0 \quad (h,k \to 0)$$

が得られる. すなわち，$f(x,y)$ は (a,b) で全微分可能である. $f_x(x,y)$ の連続性を仮定する場合も上に倣って示せる.

□

(a,b) で全微分可能な $f(x,y)$ について，(4.23) の右辺の 1 次関数の部分を，(a,b) における $f(x,y)$ の全微分といい $df(a,b)$ で表す. このとき，$dx(a,b) = x-a$，$dy(a,b) = y-b$ であるから

$$df(a,b) = \frac{\partial f}{\partial x}(a,b)dx(a,b) + \frac{\partial f}{\partial y}(a,b)dy(a,b) \tag{4.24}$$

と表せる. $f(x,y)$ が開集合 A 上で全微分可能な場合は，任意の $(a,b) \in A$ で (4.24) が成り立つという意味で，A 上での $f(x,y)$ の全微分を

$$df = \frac{\partial f}{\partial x}dx + \frac{\partial f}{\partial y}dy \tag{4.25}$$

と表す. 同じことだが, $z = f(x, y)$ のとき

$$dz = \frac{\partial z}{\partial x}dx + \frac{\partial z}{\partial y}dy \tag{4.26}$$

とも表せる.

4.2.5　全微分可能性と接平面

　$z = f(x, y)$ のグラフの接平面と全微分や偏微分の関係について考えてみよう. xy-平面上に点 A(a, b) をとる. 点 A の ε-近傍 $U_\varepsilon(a, b)$ の中で, A と異なる 2 点 B(p, q) と C(s, t) を直線 AB と直線 AC が同一にならないようにとると, 空間の 3 点 $(a, b, f(a, b))$, $(p, q, f(p, q))$, $(s, t, f(s, t))$ を通る平面 P が唯一決まる[3]. $\varepsilon \to 0$ のときに平面 P の極限として, 平面 Π がただ一つ定まるとき, 平面 Π を $(a, b, f(a, b))$ における $z = f(x, y)$ の接平面という. この状況は, $z = f(x, y)$ について (4.22) が成り立っていることと同じである. 定理 4.9 も考慮して, 次の定理が得られる.

定理 4.11　関数 $z = f(x, y)$ が開集合 A 上で全微分可能であるとする. このとき, 任意の $(a, b) \in A$ においてグラフ $z = f(x, y)$ の接平面が存在し, その方程式は

$$z = \frac{\partial f}{\partial x}(a, b)(x - a) + \frac{\partial f}{\partial y}(a, b)(y - b) + f(a, b) \tag{4.27}$$

である. 逆に, 任意の $(a, b) \in A$ においてグラフ $z = f(x, y)$ の接平面が存在するならば, $z = f(x, y)$ は A 上で全微分可能である.

$\square$

4.2.6　合成関数の微分

　関数 $f(x, y)$ について, 変数 x と y がそれぞれ 1 つの変数 t に従属している場合 $(x = \phi(t)$, $y = \psi(t))$ の合成関数[4] の微分可能性 について述べる.

定理 4.12　定義域を $I \subset \mathbb{R}$ とする関数 $x = \phi(t)$, $y = \psi(t)$ と定義域を A とする関数 $z = f(x, y)$ について, $(\phi(t), \psi(t)) \in A$ $(t \in I)$ が成り立つときに定義可能な合成関数 $z(t) = f(\phi(t), \psi(t))$ は, $\phi(t)$ と $\psi(t)$ が微分可能かつ $f(x, y)$ が全微分可能ならば I で微分可能であり, 導関数は

$$\frac{dz}{dt} = \frac{d}{dt}\big(f(\phi(t), \psi(t))\big) = \frac{\partial f}{\partial x}(\phi(t), \psi(t))\frac{d\phi}{dt}(t) + \frac{\partial f}{\partial y}(\phi(t), \psi(t))\frac{d\psi}{dt}(t) \tag{4.28}$$

となる. 同じ意味で

$$\frac{dz}{dt} = \frac{\partial f}{\partial x}\frac{dx}{dt} + \frac{\partial f}{\partial y}\frac{dy}{dt} \tag{4.29}$$

と表すこともある.

$\square$

---

[3] $U_\varepsilon(a, b)$ の中で, B と C のとりかたを変えれば P も変わる.
[4] 定理 4.7 の (1) を参照せよ.

∵　$\phi(t)$ と $\psi(t)$ は微分可能で $f(x,y)$ は全微分可能であるから，(3.2) と (4.22) より，$c \in I$ と $(a,b) = (\phi(c), \psi(c)) \in A$ に対して 4 つの実数 α, β, $\tilde{\alpha}$, $\tilde{\beta}$ が存在して

$$f(x,y) = f(a,b) + \alpha(x-a) + \beta(y-b) + R_1(x,y),$$

$$\phi(t) = \phi(c) + \tilde{\alpha}(t-c) + R_2(t), \quad \psi(t) = \psi(c) + \tilde{\beta}(t-c) + R_3(t),$$

$$\lim_{(x,y)\to(a,b)} \frac{R_1(x,y)}{\sqrt{(x-a)^2 + (y-b)^2}} = 0, \quad \lim_{t\to c} \frac{R_2(t)}{t-c} = 0, \quad \lim_{t\to c} \frac{R_3(t)}{t-c} = 0$$

が成り立つ．これらの式から

$$\begin{aligned}
z(t) &= f(\phi(t), \psi(t)) \\
&= f(\phi(c), \psi(c)) + \alpha\{\tilde{\alpha}(t-c) + R_2\} + \beta\{\tilde{\beta}(t-c) + R_3\} + R_1 \\
&= z(c) + (\alpha\tilde{\alpha} + \beta\tilde{\beta})(t-c) + (R_1 + \alpha R_2 + \beta R_3),
\end{aligned}$$

$$\lim_{t\to c} \frac{R_1(\phi(t), \psi(t)) + \alpha R_2(t) + \beta R_3(t)}{t-c} = 0$$

が得られる．この式は，$z(t)$ が $t = c$ において微分可能で，微分係数が $\alpha\tilde{\alpha} + \beta\tilde{\beta}$ に等しいことを意味しており，(4.28) と (4.29) の成立が示された．

□

例 4.8 (自由落下運動でのエネルギー保存)　質量 m の質点の自由落下において，運動エネルギーと位置エネルギーの和（全エネルギー）が保存されることは，高校の物理等で「エネルギー保存則」という名前で学んだと思う．これを合成関数微分の観点から確認しよう．ある基準の高さから鉛直上方向を正とした質点の位置を x とするとき，質点の位置エネルギーは mgx である．また，鉛直上方向を正とする質点の速度を v とするとき，質点の運動エネルギーは $(mv^2)/2$ である．自由落下する質点の位置エネルギーと運動エネルギーの和である全エネルギーは，位置 x と速度 v の関数となり，それは

$$E(x,v) = (mv^2)/2 + mgx$$

という形の 2 変数関数である．自由落下においては，位置 x と速度 v は時間経過とともに刻々と変化するので，時間変数 t の関数として $x = x(t)$, $v = v(t)$ と表される．よって，自由落下中の質点の全エネルギーは，$x = x(t)$, $v = v(t)$ と $E(x,v)$ の合成関数 $\tilde{E}(t) = E(x(t), v(t))$ という t の関数となる．「エネルギーの保存」とは，自由落下中は $\tilde{E}(t)$ が一定であるという主張である．自由落下においては，速度 $v(t) = x'(t)$ であり，加速度 $v'(t)$ の質量 m 倍は質点に働く重力の逆向きに等しい．すなわち，$mv'(t) = -mg$ である．したがって，

$$\tilde{E}'(t) = \frac{d}{dt}\big(E(x(t), v(t))\big) = \frac{\partial E}{\partial x}\frac{dx}{dt} + \frac{\partial E}{\partial v}\frac{dv}{dt} = (mg) \times v + (mv) \times (-g) = 0$$

となる．こういう方法で，自由落下運動でのエネルギー保存を確認できる．

□

例 4.9 (方向微分)　合成関数微分 (4.28) あるいは (4.29) の応用として，方向微分を紹介する．開集合 A 上で全微分可能な関数 $f(x, y)$ を考える．大きさ 1 の方向ベクトル $(\cos\theta, \sin\theta)$ を指定し，$t = 0$ で $(a, b) \in A$ を通る（端点を含まない）線分，$x = a + t\cos\theta$, $y = b + t\sin\theta$ $(t \in (-\varepsilon, \varepsilon))$ は $\varepsilon > 0$ を十分小さくとれば A 上にある．合成関数 $z(t) = f(a + t\cos\theta, b + t\sin\theta)$ の $t = 0$ における微分

$$\frac{dz}{dt}(0) = \cos\theta\frac{\partial f}{\partial x}(a, b) + \sin\theta\frac{\partial f}{\partial y}(a, b) \tag{4.30}$$

を，(a, b) における方向 $(\cos\theta, \sin\theta)$ への方向微分係数という．方向微分係数を求めることを，方向微分するという．全微分可能な関数は任意の方向へ方向微分可能であるが，逆は成り立たない．反例として，

$$f(x, y) = \begin{cases} \dfrac{x^2 y}{x^2 + y^2} & ((x, y) \neq (0, 0)) \\ 0 & ((x, y) = (0, 0)) \end{cases}$$

を挙げよう．$(0, 0)$ において $f(x, y)$ は任意の方向 $(\cos\theta, \sin\theta)$ へ方向微分可能で，方向微分係数は，$\cos^2\theta\sin\theta$ である．$\theta = 0$ と $\theta = \pi/2$ の方向への方向微分から，$(\partial f/\partial x)(0, 0) = 0$ と $(\partial f/\partial y)(0, 0) = 0$ が得られるから，もしも $(0, 0)$ で全微分可能ならば，平面 $\{z = 0\}$ が接平面でなければならない．しかし，グラフ $z = f(x, y)$ と平面 $\{x = y\}$ の共通集合 $\{(t, t, t/2) \,|\, t \in \mathbb{R}\}$ は $(0, 0, 0)$ を通る直線であるが平面 $\{z = 0\}$ 上にはないので，平面 $\{z = 0\}$ は接平面ではない．すなわち，$f(x, y)$ は $(0, 0)$ において全微分可能ではない．

□

例 4.10 (勾配ベクトル)　方向微分からの派生として，勾配ベクトルを紹介する．開集合 A 上で全微分可能な関数 $f(x, y)$ を考える．その方向微分係数は，定義から「(x, y) が (a, b) を方向 $(\cos\theta, \sin\theta)$ へ速さ 1 で通過するときの，$f(x, y)$ の値の変化率」である．方向微分係数 (4.30) はベクトルの内積の形

$$\cos\theta\frac{\partial f}{\partial x}(a, b) + \sin\theta\frac{\partial f}{\partial y}(a, b) = (\cos\theta, \sin\theta) \cdot \left(\frac{\partial f}{\partial x}(a, b), \frac{\partial f}{\partial y}(a, b)\right) \tag{4.31}$$

で表せるから，方向微分係数が最大になるのは，方向ベクトルが $((\partial f/\partial x)(a, b), (\partial f/\partial y)(a, b))$ と同じ向きのときで，その値はベクトル $((\partial f/\partial x)(a, b), (\partial f/\partial y)(a, b))$ の大きさである．ベクトル $((\partial f/\partial x)(a, b), (\partial f/\partial y)(a, b))$ を，(a, b) における $f(x, y)$ の勾配ベクトルといい，$\mathrm{grad}\, f(a, b)$ と表す．また，$(a, b) \in A$ に対して勾配ベクトル $\mathrm{grad}\, f(a, b)$ を対応させるベクトル値関数[5] を勾配ベクトル場といい，$\mathrm{grad}\, f(x, y)$ と表す．すなわち，

$$\mathrm{grad}\, f(x, y) = \left(\frac{\partial f}{\partial x}(x, y), \frac{\partial f}{\partial y}(x, y)\right) \tag{4.32}$$

である．

□

---

[5] 終域が 2 次ベクトルの集合である 2 変数関数のこと．

4.2.7 合成関数の偏微分

関数 $f(x,y)$ について，変数 x と y がそれぞれ 2 つの変数 u と v に従属している場合（$x = \phi(u,v)$, $y = \psi(u,v)$）の合成関数[6] の偏微分について述べる.

定理 4.13 定義域を A とする関数 $x = \phi(u,v)$, $y = \psi(u,v)$ と定義域を B とする関数 $z = f(x,y)$ について $(\phi(u,v), \psi(u,v)) \in B$（$(u,v) \in A$）が成り立つときに定義される合成関数 $z(u,v) = f(\phi(u,v), \psi(u,v))$ は，$\phi(u,v)$ と $\psi(u,v)$ が A 上で全微分可能かつ $f(x,y)$ が B 上で全微分可能ならば，A 上で全微分可能である．その偏導関数は

$$\frac{\partial z}{\partial u} = \frac{\partial f}{\partial x}\frac{\partial \phi}{\partial u} + \frac{\partial f}{\partial y}\frac{\partial \psi}{\partial u}, \quad \frac{\partial z}{\partial v} = \frac{\partial f}{\partial x}\frac{\partial \phi}{\partial v} + \frac{\partial f}{\partial y}\frac{\partial \psi}{\partial v} \tag{4.33}$$

となる．同じ意味で

$$\frac{\partial z}{\partial u} = \frac{\partial f}{\partial x}\frac{\partial x}{\partial u} + \frac{\partial f}{\partial y}\frac{\partial y}{\partial u}, \quad \frac{\partial z}{\partial v} = \frac{\partial f}{\partial x}\frac{\partial x}{\partial v} + \frac{\partial f}{\partial y}\frac{\partial y}{\partial v} \tag{4.34}$$

と表すこともある．ただし，$\partial f/\partial x$ と $\partial f/\partial y$ は，$(x,y) = (\phi(u,v), \psi(u,v))$ での値を考えている．

$\square$

∵ $f(x,y)$, $\phi(u,v)$, $\psi(u,v)$ は全微分可能であるから (4.22) より，$(c,d) \in A$ と $(a,b) = (\phi(c,d), \psi(c,d)) \in B$ に対して 6 つの実数 (α_j) と (β_j)（$j = 1, 2, 3$）が存在して

$$f(x,y) = f(a,b) + \alpha_1(x-a) + \beta_1(y-b) + R_1(x,y),$$

$$\phi(u,v) = \phi(c,d) + \alpha_2(u-c) + \beta_2(v-d) + R_2(u,v),$$

$$\psi(u,v) = \psi(c,d) + \alpha_3(u-c) + \beta_3(v-d) + R_3(u,v),$$

$$\lim_{(x,y)\to(a,b)} \frac{R_1(x,y)}{\sqrt{(x-a)^2 + (y-b)^2}} = 0,$$

$$\lim_{(u,v)\to(c,d)} \frac{R_2(u,v)}{\sqrt{(u-c)^2 + (v-d)^2}} = 0, \quad \lim_{(u,v)\to(c,d)} \frac{R_3(u,v)}{\sqrt{(u-c)^2 + (v-d)^2}} = 0$$

が成り立つ.

$$
\begin{aligned}
z(u,v) &= f(\phi(u,v), \psi(u,v)) \\
&= f(\phi(c,d), \psi(c,d)) + \alpha_1\{\alpha_2(u-c) + \beta_2(v-d) + R_2\} \\
&\quad + \beta_1\{\alpha_3(u-c) + \beta_3(v-d) + R_3\} + R_1 \\
&= z(c,d) + (\alpha_1\alpha_2 + \beta_1\alpha_3)(u-c) + (\alpha_1\beta_2 + \beta_1\beta_3)(v-d) \\
&\quad + (R_1 + \alpha_1 R_2 + \beta_1 R_3),
\end{aligned}
$$

$$\lim_{(u,v)\to(c,d)} \frac{R_1(\phi(u,v), \psi(u,v)) + \alpha_1 R_2(u,v) + \beta_1 R_3(u,v)}{\sqrt{(u-c)^2 + (v-d)^2}} = 0$$

---

[6] 定理 4.7 の (ii) を参照せよ.

が得られる.ただし,$z(u,v) = f(\phi(u,v), \psi(u,v))$, $z(c,d) = f(\phi(c,d), \psi(c,d))$ とした.この式は,$z(u,v)$ が $(u,v) = (c,d)$ において全微分可能で,偏微分係数が

$$\frac{\partial z}{\partial u}(c,d) = \alpha_1 \alpha_2 + \beta_1 \alpha_3, \qquad \frac{\partial z}{\partial v}(c,d) = \alpha_1 \beta_2 + \beta_1 \beta_3$$

であることを意味しており,(4.33) あるいは (4.34) の成立が示された.

$\square$

例 4.11 (極座標変換) 図 4.3 のとおりに,平面の直交座標 (x,y) と $x = r\cos\theta$, $y = r\sin\theta$ の関係にある座標 (r, θ)（$r \geq 0$, $0 \leq \theta \leq 2\pi$）を（平面）極座標とよぶ.極座標はさまざまな場面で頻繁に利用される変数（座標）である.(4.33) あるいは (4.34) において,(u,v) を (r, θ) に読み替え,$x = \phi(r, \theta) = r\cos\theta$, $y = \psi(r, \theta) = r\sin\theta$ と設定すると,全微分可能な $f(x,y)$ に対して,合成関数 $z(r, \theta) = f(r\cos\theta, r\sin\theta)$ を考えるとき

$$\frac{\partial z}{\partial r} = \frac{\partial f}{\partial x}\frac{\partial x}{\partial r} + \frac{\partial f}{\partial y}\frac{\partial y}{\partial r} = \cos\theta\frac{\partial f}{\partial x} + \sin\theta\frac{\partial f}{\partial y},$$

$$\frac{\partial z}{\partial \theta} = \frac{\partial f}{\partial x}\frac{\partial x}{\partial \theta} + \frac{\partial f}{\partial y}\frac{\partial y}{\partial \theta} = -r\sin\theta\frac{\partial f}{\partial x} + r\cos\theta\frac{\partial f}{\partial y}$$

である.

$\square$

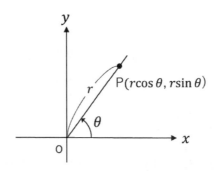

図 4.3　平面極座標

問題 4.2　平面の直交座標 (x,y) と極座標 (r, θ) の関係を $r = \sqrt{x^2 + y^2}$, $\tan\theta = y/x$ と書き換えて,

$$\frac{\partial r}{\partial x}, \frac{\partial r}{\partial y}, \frac{\partial \theta}{\partial x}, \frac{\partial \theta}{\partial y}$$

を求めよ.さらに,これらの結果を利用して,全微分可能な関数 $g(r, \theta)$ について,

$$\frac{\partial g}{\partial x}, \frac{\partial g}{\partial y}$$

を求めよ.

4.3 高次偏導関数

1変数関数の高次導関数と似たように，2変数関数の高次偏導関数 を定義できる．例えば，関数 $f(x,y)$ の（1次）導関数 $\partial f/\partial x$ と $\partial f/\partial y$ が，さらに偏微分可能であれば，それらの偏導関数を求められる．これらは，

$$\frac{\partial}{\partial x}\left(\frac{\partial f}{\partial x}\right) = \frac{\partial^2 f}{\partial x^2}, \quad \frac{\partial}{\partial y}\left(\frac{\partial f}{\partial x}\right) = \frac{\partial^2 f}{\partial y \partial x},$$
$$\frac{\partial}{\partial x}\left(\frac{\partial f}{\partial y}\right) = \frac{\partial^2 f}{\partial x \partial y}, \quad \frac{\partial}{\partial y}\left(\frac{\partial f}{\partial y}\right) = \frac{\partial^2 f}{\partial y^2} \tag{4.35}$$

のように表される．同じ意味だが

$$(f_x)_x = f_{xx}, \quad (f_x)_y = f_{xy}, \quad (f_y)_x = f_{yx}, \quad (f_y)_y = f_{yy} \tag{4.36}$$

という表し方もある．これらを，$f(x,y)$ の2次偏導関数という．

次の例のように，f_{xy} と f_{yx} は必ずしも等しいとは限らないことに注意せよ．

例 4.12 2回偏微分可能だが，$f_{xy}(x,y) \neq f_{yx}(x,y)$ となる関数として，

$$f(x,y) = \begin{cases} \dfrac{xy^3}{x^2+y^2} & ((x,y) \neq (0,0)) \\ 0 & ((x,y) = (0,0)) \end{cases}$$

が知られている．実際，1次偏導関数が

$$f_x(x,y) = \begin{cases} \dfrac{-x^2y^3+y^5}{(x^2+y^2)^2} & ((x,y) \neq (0,0)) \\ 0 & ((x,y) = (0,0)) \end{cases}$$

$$f_y(x,y) = \begin{cases} \dfrac{3x^3y^2+xy^4}{(x^2+y^2)^2} & ((x,y) \neq (0,0)) \\ 0 & ((x,y) = (0,0)) \end{cases}$$

と計算されるので，2次偏導関数について

$$f_{xy}(x,y) = f_{yx}(x,y) = \frac{-3x^4y^2+6x^2y^4+y^6}{(x^2+y^2)^3} \quad ((x,y) \neq (0,0))$$

$$f_{xy}(0,0) = 1, \quad f_{yx}(0,0) = 0$$

が得られる．

□

定義 4.14 開集合 A 上で，関数 $f(x,y)$ の2次偏導関数が存在するとき，$f(x,y)$ は A 上で2回偏微分可能という．さらに，2次偏導関数がすべて A 上で連続であるとき，$f(x,y)$ は A 上で C^2 級という．

□

例 4.13 $f(x,y) = x^3 + 2xy^2 + y^4$ の 2 次偏導関数を求めよ.

$$f_x(x,y) = 3x^2 + 2y^2, \quad f_y(x,y) = 4xy + 4y^3,$$
$$f_{xx}(x,y) = 6x, \quad f_{xy}(x,y) = 4y, \quad f_{yx}(x,y) = 4y, \quad f_{yy}(x,y) = 4x + 12y^2$$

□

例 4.14 $f(x,y) = e^{x+y^2}$ の 2 次偏導関数を求めよ.

$$f_x(x,y) = e^{x+y^2}, \quad f_y(x,y) = 2ye^{x+y^2}$$
$$f_{xx}(x,y) = e^{x+y^2}, \quad f_{xy}(x,y) = 2ye^{x+y^2},$$
$$f_{yx}(x,y) = 2ye^{x+y^2}, \quad f_{yy}(x,y) = (2+4y^2)e^{x+y^2}$$

□

問題 4.3 関数の 2 次偏導関数を求めよ.

(1) $f(x,y) = \dfrac{1}{xy}$ (2) $f(x,y) = \log(x^2+y^2)$ (3) $f(x,y) = \arctan(xy)$

f_{xy} と f_{yx} はどのようなときに等しいかに関して,次の結果が知られている(証明は割愛する).

定理 4.14 開集合 A 上で偏微分可能な関数 $f(x,y)$ について,2 次偏導関数 $f_{xy}(x,y)$ と $f_{yx}(x,y)$ のいずれか一方が存在して A 上で連続ならば他方も存在し,$f_{xy}(x,y) = f_{yx}(x,y)$ が成り立つ.

□

系 4.1 開集合 A 上で関数 $f(x,y)$ が C^2 級ならば,$f_{xy}(x,y) = f_{yx}(x,y)$ が成り立つ.

□

$n=2$ の場合から順に,$n-1$ 回偏微分可能な関数 $f(x)$ の $n-1$ 次偏導関数(合計 2^{n-1} 個)がすべて偏微分可能ならば,$f(x,y)$ は n 回偏微分可能という.また,n 回偏微分可能な関数 $f(x,y)$ の n 次偏導関数がすべて連続なとき,$f(x,y)$ は C^n 級であるという.任意の回数偏微分可能な関数は,C^∞ 級であるという.また,C^0 級の関数とは連続関数のことを指す.

定義 4.15 C^n 級の関数 $f(x,y)$ に対して,x に関して j 回,y に関して $m-j$ 回($j=0,1,\cdots,m$,$m \leq n$)偏微分して得られる偏導関数は微分の順序によらず同じになるので,$f^{(j,m-j)}(x,y)$ と表す.

□

C^1 級関数は定理 4.10 の仮定をみたしており,以下が得られる.

定理 4.15 開集合 A 上で C^1 級の関数 $f(x,y)$ は A 上で全微分可能である.

□

高次偏微分を用いて表される,応用範囲の広い方程式をいくつか紹介する.

例 4.15 C^2 級の関数 $f(x,y)$ に対して,関数

$$\frac{\partial^2 f}{\partial x^2}(x,y) + \frac{\partial^2 f}{\partial y^2}(x,y)$$

を対応させる微分演算子を,ラプラシアンといい Δ で表す. すなわち,

$$\Delta = \frac{\partial^2}{\partial x^2} + \frac{\partial^2}{\partial y^2}, \quad \Delta f(x,y) = \frac{\partial^2 f}{\partial x^2}(x,y) + \frac{\partial^2 f}{\partial y^2}(x,y) \tag{4.37}$$

である.

$$\Delta f(x,y) = 0 \tag{4.38}$$

を 2 次元ラプラス方程式といい,電磁気学や流体力学などにおいて広い応用範囲を持っている.

□

例 4.16 (x,t) を変数とする関数 $f(x,t)$ に対する方程式

$$\frac{\partial f}{\partial t} = D \frac{\partial^2 f}{\partial x^2} \quad (D > 0, \text{定数}) \tag{4.39}$$

を 1 次元拡散方程式という. 定数 D を拡散係数という.

□

例 4.17 (x,t) を変数とする関数 $f(x,t)$ に対する方程式

$$\frac{\partial^2 f}{\partial t^2} = c^2 \frac{\partial^2 f}{\partial x^2} \quad (c > 0, \text{定数}) \tag{4.40}$$

を 1 次元波動方程式という. c は波の速さを表す定数である.

□

問題 4.4 C^2 級の関数 $f(x,y)$ と $x = y\cos\theta,\ y = \sin\theta$ の合成関数 $g(r,\theta) = f(r\cos\theta, r\sin\theta)$ について,

$$\Delta f(x,y) = \frac{\partial^2 g}{\partial r^2} + \frac{1}{r}\frac{\partial g}{\partial r} + \frac{1}{r^2}\frac{\partial^2 g}{\partial \theta^2}$$

が成り立つことを示せ[7]. なお,

$$\Delta = \frac{\partial^2}{\partial r^2} + \frac{1}{r}\frac{\partial}{\partial r} + \frac{1}{r^2}\frac{\partial^2}{\partial \theta^2} \tag{4.41}$$

をラプラシアンの極座標表示という.

□

---

[7] 4.2.7 小節との融合的な問題である.

4.3.1　2 変数関数の平均値の定理，テイラーの定理

開集合 A 上で C^1 級の関数 $f(x,y)$ を考える．$(a,b) \in A$ と $(a+h,b+k)$ を端点とする線分が A 上にあるとする．線分上の点を $(a+th,b+tk)$ $(t \in [0,1])$ と表すとき，$z(t) = f(a+th,b+tk)$ は，仮定と定理 4.12 および定理 4.15 より区間 $[0,1]$ で C^1 級であり，その導関数は

$$z'(t) = h\frac{\partial f}{\partial x}(a+th,b+tk) + k\frac{\partial f}{\partial y}(a+th,b+tk) \tag{4.42}$$

である．$z(t)$ に定理 3.11（平均値の定理）を適用して，以下が得られる．

定理 4.16 (2 変数関数の平均値の定理)　開集合 A 上で C^1 級の関数を $f(x,y)$ 考える．線分 $\{(a+th,b+tk) \,|\, t \in [0,1]\}$ が A 上にあるとき

$$f(a+h,b+k) = f(a,b) + h\frac{\partial f}{\partial x}(a+\theta h,b+\theta k) + k\frac{\partial f}{\partial y}(a+\theta h,b+\theta k) \tag{4.43}$$

が成り立つ $\theta \in (0,1)$ が存在する．

□

2 変数関数に対して，平均値の定理からテイラーの定理を導く準備としての補題を述べる．

補題 4.1　開集合 A 上で C^n 級の関数を $f(x,y)$ 考える．線分 $\{(a+th,b+tk) \,|\, t \in [0,1]\}$ が A 上にあるとき，$z(t) = f(a+th,b+tk)$ は区間 $[0,1]$ で C^n 級であり，n 次までの高次導関数は

$$z^{(\ell)}(t) = \sum_{j=0}^{\ell} {}_\ell C_j f^{(j,\ell-j)}(a+th,b+tk)h^j k^{\ell-j} \quad (\ell = 1,2,\cdots,n) \tag{4.44}$$

である．ただし，$f^{(j,\ell-j)}(x,y)$ は $f(x,y)$ を x で j 回，y で $\ell-j$ 回偏微分した偏導関数である[8]（$j = 0,1,\cdots,\ell,\ \ell = 1,\cdots,n$）．

□

∵ $n = 1$ の場合は (4.42) を示しているから，以下では $n \geq 2$ とする．$\ell = 1$ のときは，$z'(t)$ に対する (4.42) である．$\ell = m \leq n-1$ において (4.44) が成り立つとき，$f^{(j,m-j)}(a+th,b+tk)$ に (4.42) を適用して $z^{(m+1)}(t)$ を計算すると，$\ell = m+1$ でも (4.44) が成り立つことが確認できる．こうして帰納的に $\ell = n$ まで正しいことがわかる．

□

補題 4.1 と定理 3.13（テイラーの定理）より，C^{n+1} 級の 2 変数関数について次の補題を得る．

補題 4.2　開集合 A 上で C^{n+1} 級の関数を $f(x,y)$ 考える（$n \in \mathbb{N}$）．(a,b) と $(a+h,b+k)$ を結ぶ線分 $\{(a+th,b+tk) \,|\, t \in [0,1]\}$ が A 上にあるとき，

---

[8] 定義 4.15 を参照せよ．

$$f(a+h,b+k) = f(a,b) + \sum_{\ell=1}^{n}\left\{\frac{1}{\ell!}\sum_{j=0}^{\ell}{}_{\ell}C_j f^{(j,\ell-j)}(a,b)h^j k^{\ell-j}\right\}$$

$$+ \frac{1}{(n+1)!}\sum_{j=0}^{n+1}{}_{n}C_j f^{(j,n+1-j)}(a+\theta h, b+\theta k)h^j k^{n+1-j} \tag{4.45}$$

をみたす $\theta \in (0,1)$ が存在する. □

開集合 A においては, 任意の $(a,b) \in A$ に対して $U_\varepsilon(a,b) \subset A$ となる (a,b) の ε-近傍 $U_\varepsilon(a,b)$ が存在する. $(x,y)=(a+h,b+k)\in U_\varepsilon(a,b)$ ととれば, 補題 4.2 から次の定理に到る.

定理 4.17 (2 変数関数のテイラーの定理) 開集合 A 上で C^{n+1} 級の関数を $f(x,y)$ 考える. $(a,b)\in A$ に対する $U_\varepsilon(a,b)\subset A$ なる ε-近傍 $U_\varepsilon(a,b)$ 上の各点 (x,y) で,

$$f(x,y)=f(a,b)+\sum_{\ell=1}^{n}\left\{\frac{1}{\ell!}\sum_{j=0}^{\ell}{}_{\ell}C_j f^{(j,\ell-j)}(a,b)(x-a)^j(y-b)^{\ell-j}\right\}$$

$$+\frac{1}{(n+1)!}\sum_{j=0}^{n+1}{}_{n}C_j f^{(j,n+1-j)}\big(x(\theta),y(\theta)\big)(x-a)^j(y-b)^{n+1-j}, \tag{4.46}$$

$$x(\theta)=\theta x+(1-\theta)a, \quad y(\theta)=\theta y+(1-\theta)b$$

をみたす $\theta \in (0,1)$ が存在する. (4.46) を $f(x,y)$ の (a,b) における n 次のテイラーの公式という. (4.46) の右辺最終項を剰余項という. □

$(a,b)=(0,0)\in A$ の場合の (4.46) は, 特にマクローリンの公式と呼ばれる.

系 4.2 $(0,0)$ を含む開集合 A 上で C^{n+1} 級関数 $f(x,y)$ を考える $(n\in\mathbb{N})$. $(0,0)\in A$ に対する $U_\varepsilon(0,0)\subset A$ なる ε 近傍 $U_\varepsilon(0,0)$ 上の各点 (x,y) で,

$$f(x,y)=f(0,0)+\sum_{\ell=1}^{n}\left\{\frac{1}{\ell!}\sum_{j=0}^{\ell}{}_{\ell}C_j f^{(j,\ell-j)}(0,0)x^j y^{\ell-j}\right\}$$

$$+\frac{1}{(n+1)!}\sum_{j=0}^{n+1}{}_{n}C_j f^{(j,n+1-j)}(\theta x,\theta y)x^j y^{n+1-j} \tag{4.47}$$

をみたす $\theta \in (0,1)$ が存在する. (4.47) を $f(x,y)$ の n 次のマクローリンの公式という. (4.47) の右辺最終項を剰余項という. □

4.4 2変数関数の極値

1 変数関数のときと同様, 2 変数関数の増減を把握する上で, 極値を知ることは重要である.

定義 4.16 関数 $f(x,y)$ が (a,b) において極大値をとるとは, ある ε-近傍 $U_\varepsilon(a,b)$ において,

$$f(x,y) < f(a,b) \quad ((x,y) \in U_\varepsilon(a,b),\, (x,y) \neq (a,b)) \tag{4.48}$$

が成り立つときをいう. また, 関数 $f(x,y)$ が (a,b) において極小値をとるとは, ある ε-近傍 $U_\varepsilon(a,b)$ において,

$$f(x,y) > f(a,b) \quad ((x,y) \in U_\varepsilon(a,b),\, (x,y) \neq (a,b)) \tag{4.49}$$

が成り立つときをいう. 極大値と極小値をあわせて極値という. (a,b) において $f(x,y)$ が極値をとるとき, (a,b) を極値点という. 特に, $f(x,y)$ が極大値をとる点を極大点といい, 極小値をとる点を極小点という.

$\square$

1 変数関数の極値の定義と同様, 2 変数関数の極値の場合も, その記述には微分 (偏微分, 全微分など) は現れないことに注意してほしい. 以下では, 関数の極値と偏微分がどのように関係し, 偏微分がどのようには利用されるのかを述べる.

定理 4.18 開集合 A 上で全微分可能な関数 $f(x,y)$ を考える. (a,b) が $f(x,y)$ の極値点ならば,

$$\frac{\partial f}{\partial x}(a,b) = \frac{\partial f}{\partial y}(a,b) = 0 \tag{4.50}$$

が成り立つ.

$\square$

$\because$ 極値点 (a,b) に対し, 極値の定義 (定義 4.16) の定義式 (4.48) または (4.49) における ε-近傍 $U_\varepsilon(a,b)$ を考える. (a,b) が極大点のとき, 1 変数関数関数 $z(t) = f(a+t,b)$ と $w(t) = f(a,b+t)$ を考えると, $z(t)$ と $w(t)$ は $t=0$ でともに極大値をとり, 定理 3.18 により $z'(0) = w'(0) = 0$ が成り立つ. 偏微分の定義式 (4.14) より, $(\partial f/\partial x)(0,0) = z'(0) = 0$ と $(\partial f/\partial y)(0,0) = w'(0) = 0$ が得られる. (a,b) が極小点の場合も同様である.

$\square$

定義 4.17 開集合 A 上で全微分可能な関数 $f(x,y)$ を考える. $f(x,y)$ の全微分が 0, すなわち $df(a,b) = 0$ になる点 (a,b) を $f(x,y)$ の臨界点という.

$\square$

定理 4.9 と (4.24) により, 全微分可能な関数の臨界点について以下が成り立つ.

定理 4.19 開集合 A 上で全微分可能な関数 $f(x,y)$ を考える. (a,b) が $f(x,y)$ の臨界点ならば (4.50) が成り立ち，逆も正しい.

$\square$

定理 4.18 と 4.19，および定義 4.17 より，次の定理が成り立つ.

定理 4.20 開集合 A 上で全微分可能な関数 $f(x,y)$ を考える. $(a,b) \in A$ が $f(x,y)$ の極値点ならば，(a,b) は $f(x,y)$ の臨界点である.

$\square$

この定理は，全微分可能な関数の極値点は臨界点から見出せばよいことを主張している.

$f(x,y)$ が C^2 級ならば，その2次偏導関数を用いて臨界点が極値点か否かを判定できる. 証明等の詳細は補遺 4.6.1 と補遺 4.6.2 に提示し，ここでは判定法（定理 4.21）に到るまでのプロセスのあらすじを提示しよう. 定理 4.18 の (4.50) を補題 4.2 で $n=1$ とした (4.45) に代入して，次の補題が得られる.

補題 4.3 開集合 A 上で C^2 級の関数 $f(x,y)$ が臨界点 $(a,b) \in A$ を持つとする. このとき (a,b) の ε-近傍 $U_\varepsilon(a,b)$ が存在し，$(a+h,b+k) \in U_\varepsilon(a,b)$ に対して

$$f(a+h,b+k) - f(a,b) = \frac{1}{2}S(h,k), \tag{4.51}$$

$$S(h,k) = f_{xx}(a+\theta h, b+\theta k)h^2$$
$$+ 2f_{xy}(a+\theta h, b+\theta k)hk + f_{yy}(a+\theta h, b+\theta k)k^2 \tag{4.52}$$

が成り立つような $\theta \in (0,1)$ が存在する[9].

$\square$

補題 4.3 より，臨界点 (a,b) のある $U_\varepsilon(a,b)$ 上の任意の点 $(a+h,b+k)$ での $f(a+h,b+k)$ と $f(a,b)$ の差が $S(h,k)/2$ であるとわかった. したがって，十分 0 に近い任意の h と k に対して，$S(h,k) > 0$ ならば (a,b) は極小点，$S(h,k) < 0$ ならば (a,b) は極大点であると結論できる. $S(h,k)$ の値を評価するために. $S(h,k)$ と

$$F(h,k) = f_{xx}(a,b)h^2 + 2f_{xy}(a,b)hk + f_{yy}(a,b)k^2 \tag{4.53}$$

の差 $G(h,k) = S(h,k) - F(h,k)$ を

$$G(h,k) = g_1 h^2 + 2g_2 hk + g_3 k^2 \tag{4.54}$$

と表す. $g_j \ (j=1,2,3)$ は (h,k) に依存していることに注意しよう. (4.51) から (4.54) より，

$$f(a+h,b+k) - f(a,b) = \frac{1}{2}F(h,k)\left\{1 + \frac{G(h,k)}{F(h,k)}\right\} \tag{4.55}$$

---

[9] (4.51) 右辺の θ は (h,k) に依存して決まることに注意せよ.

であるので，極値か否かは，$F(h,k)$ と $1 + G(h,k)/F(h,k)$ の正負の組み合わせで判定できる．$F(h,k)$ と $1 + G(h,k)/F(h,k)$ の評価の詳細は補遺 4.6.1 と補遺 4.6.2 に委ねることとする．C^2 級の関数 $f(x,y)$ の臨界点について，次の定理のように極値点か否かを判定できる．

定理 4.21 (2 変数関数の極値)　開集合 A 上で C^2 級の関数 $f(x,y)$ の臨界点 (a,b) について，以下が成り立つ．

$$H(x,y) = f_{xx}(x,y)f_{yy}(x,y) - f_{xy}(x,y)^2 \tag{4.56}$$

$$\left(= \frac{\partial^2 f}{\partial x^2}(x,y)\frac{\partial^2 f}{\partial y^2}(x,y) - \left(\frac{\partial^2 f}{\partial y \partial x}(x,y)\right)^2 \right)$$

とするとき[10]，

(i)　$H(a,b) > 0$ かつ $f_{xx}(a,b) > 0$ ならば，(a,b) は極小点である．

(ii)　$H(a,b) > 0$ かつ $f_{xx}(a,b) < 0$ ならば，(a,b) は極大点である．

(iii)　$H(a,b) < 0$ ならば，(a,b) は極値点ではなく，鞍点である．

(iv)　$H(a,b) = 0$ ならば，極値か否か判定できない[11]．

$\square$

∵　式 (4.55) より，(a,b) の適当な $U_\delta(a,b)$ 上の点 $(a+h, b+k)$ について，$F(h,k)$ と $1 + G(h,k)/F(h,k)$ の積 $(= S(h,k))$ の正負を判定すればよい．$1 + G(h,k)/F(h,k)$ の符号については，(i) と (ii) の場合は補題 4.7 により，(iii) の場合は補題 4.8 により，適当な δ-近傍 $U_\delta(a,b)$ 上の任意の点 $(a+h, b+k)$ で正になる．よって，$F(h,k)$ と $1 + G(h,k)/F(h,k)$ の積 $(= S(h,k))$ の正負は $F(h,k)$ の正負で決まる．$F(h,k)$ の正負は，補遺 4.6.1 の定理 4.24 において，$P = f_{xx}(a,b)$，$Q = f_{xy}(a,b)$，$R = f_{yy}(a,b)$，$(s,t) = (h,k)$ とおいた，$B(s,t)$ に関する結果から直ちに得られる．すなわち，$(h,k) \neq (0,0)$ に対して，$H(a,b)$ と $f_{xx}(a,b)$ の符号の (i) から (iii) の分類に応じて，

$$\text{(i) } F(h,k) > 0, \text{ (ii) } F(h,k) < 0, \text{ (iii) } F(h,k) \text{ は正にも負にも 0 にもなる} \tag{4.57}$$

となる．以上により，適当な近傍 $U_\delta(a,b)$ 上で

$$\begin{aligned}&\text{(i) } f(a+h, b+k) - f(a,b) > 0, \text{ (ii) } f(a+h, b+k) - f(a,b) < 0, \\ &\text{(iii) } f(a+h, b+k) - f(a,b) \text{ は正にも負にも 0 にもなる}\end{aligned} \tag{4.58}$$

こうして，(i) から (iii) が示された．

$\square$

　極大点，極小点，鞍点の近傍での関数のグラフの様子を描いたのが，図 4.4 である．鞍点近傍の関数のグラフは，まさに「馬の鞍 (saddle)」状になっていることを観察してほしい．

---

[10] $H(x,y)$ を，$f(x,y)$ のヘッセ行列式（ヘシアン）という．

[11] 本書の 4.4 節の枠組みでは「判定できない」という意味であって，決して「極値点ではない」と誤解しないようにしてほしい．さらに解析すれば極値か否かわかる場合もある（例：$f(x,y) = x^4 + y^4$ の極小点 $(0,0)$）．

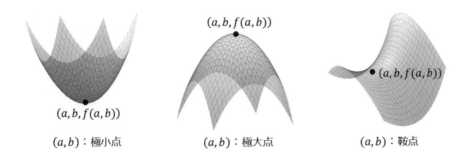

(a,b)：極小点　　　　(a,b)：極大点　　　　(a,b)：鞍点

図 **4.4**　臨界点近傍での関数のグラフの概形

極値問題への一般的な手順[12]

対象は，ある開集合 A 上で C^2 級の関数 $f(x,y)$ とする.

手順 1　$f(x,y)$ の偏導関数と 2 次偏導関数を求める.

手順 2　関数 $f(x,y)$ の臨界点，すなわち $f_x(x,y) = f_y(x,y) = 0$ となる点をすべて求める.

手順 3　手順 2 で求めた臨界点において，$H(x,y) = f_{xx}(x,y)f_{yy}(x,y) - (f_{xy}(x,y))^2$ と $f_{xx}(x,y)$ の値を計算し，定理 4.21 を用いて極値点か否かを判定する[13].

手順 4　手順 3 で極値点が見出されれば，その座標とその点での $f(x,y)$ の値を提示する.

□

例 4.18　$f(x,y) = x^2(x^2 - 1) + y^2$ （$(x,y) \in \mathbb{R}^2$）の極値を（極値点とともに）求めよ.

手順 1　1 次と 2 次の偏導関数を計算する.

$$f_x(x,y) = 4x^3 - 2x = 2x(2x^2 - 1), \quad f_y(x,y) = 2y,$$

$$f_{xx}(x,y) = 12x^2 - 2, \quad f_{xy}(x,y) = 0, \quad f_{yy}(x,y) = 2$$

手順 2　臨界点（$f_x(x,y) = f_y(x,y) = 0$ をみたす点）をすべて求める.

$$f_x(x,y) = 2x(2x^2 - 1) = 0 \ \cdots ① \quad f_y(x,y) = 2y \ \cdots ②$$

は，変数 x の方程式と y の方程式に分離している. ①から，$x = 0, \pm 1/\sqrt{2}$，②から，$y = 0$ を得るので，臨界点は $(0,0)$，$(-1/\sqrt{2}, 0)$，$(1/\sqrt{2}, 0)$ の 3 点である.

手順 3　手順 2 で得た，3 つの臨界点において，$H(x,y) = f_{xx}(x,y)f_{yy}(x,y) - (f_{xy}(x,y))^2 = 4(6x^2 - 1)$ と $f_{xx}(x,y) = 12x^2 - 2$ の値を計算し，定理 4.21 に基づいて極値点か否かを判定する.

$(0,0)$ について：$H(0,0) = -4$ より，定理 4.21 の (iii) に該当する. すなわち，$(0,0)$ は極値点ではなく，鞍点である.

$(-1/\sqrt{2}, 0)$ について：$H(-1/\sqrt{2}, 0) = 8$，$f_{xx}(-1/\sqrt{2}, 0) = 4$ より，定理 4.21 の (i) に該当する. すなわち，$(-1/\sqrt{2}, 0)$ は極小点である. 極小値は，$f(-1/\sqrt{2}, 0) = -1/4$

---

[12] 極値問題を扱い方が身につけば，以下のような細分化した手順に忠実に進む必要はないが，初心者のうちは利用するとよい.

[13] 鞍点も調べたいときは，臨界点が定理 4.21 の (iii) に該当するか否かも調べる.

である.

$(1/\sqrt{2}, 0)$ について：$H(1/\sqrt{2}, 0) = 8$, $f_{xx}(1/\sqrt{2}, 0) = 4$ より，定理 4.21 の (i) に該当する．すなわち，$(1/\sqrt{2}, 0)$ は極小点である．極小値は，$f(1/\sqrt{2}, 0) = -1/4$ である.

手順 4 $(-1/\sqrt{2}, 0)$ と $(1/\sqrt{2}, 0)$ は極小点で，極小値 $-1/4$ をとる.

□

例 4.19 $f(x, y) = \sin x + \cos 2y$ （$-\pi < x < \pi$, $-\pi < y < \pi$）の極値を極値点とともに求めよ.

手順 1 1 次と 2 次の偏導関数を計算する.

$$f_x(x, y) = \cos x, \quad f_y(x, y) = -2\sin 2y,$$

$$f_{xx}(x, y) = -\sin x, \quad f_{xy}(x, y) = 0, \quad f_{yy}(x, y) = -4\cos 2y$$

手順 2 臨界点（$f_x(x, y) = f_y(x, y) = 0$ をみたす点）をすべて求める．$f_x(x, y) = \cos x = 0$ となるのは，$x = \pm\pi/2$ である．また，$f_y(x, y) = -2\sin 2y = 0$ となるのは，$y = 0, \pm\pi/2$ である．よって，臨界点は，$(-\pi/2, 0)$, $(-\pi/2, -\pi/2)$, $(-\pi/2, \pi/2)$, $(\pi/2, 0)$, $(\pi/2, -\pi/2)$, $(\pi/2, \pi/2)$ の 6 点である.

手順 3 手順 2 で得た，6 つの臨界点において，$H(x, y) = f_{xx}(x, y)f_{yy}(x, y) - (f_{xy}(x, y))^2 = 4\sin x\cos 2y$ と $f_{xx}(x, y) = -\sin x$ の値を計算し，定理 4.21 に基づいて極値点か否かを判定する.

$$H(\pi/2, -\pi/2) = H(\pi/2, \pi/2) = H(-\pi/2, 0) = -4 < 0,$$

$$H(-\pi/2, -\pi/2) = H(-\pi/2, \pi/2) = H(\pi/2, 0) = 4 > 0$$

$$f_{xx}(-\pi/2, -\pi/2) = f_{xx}(-\pi/2, 0) = f_{xx}(-\pi/2, \pi/2) = 1 > 0,$$

$$f_{xx}(\pi/2, -\pi/2) = f_{xx}(\pi/2, 0) = f_{xx}(\pi/2, \pi/2) = -1 < 0,$$

である．$(-\pi/2, 0)$, $(\pi/2, -\pi/2)$, $(\pi/2, \pi/2)$ は，定理 4.21 の (iii) に該当するので鞍点である．$(-\pi/2, -\pi/2)$, $(-\pi/2, \pi/2)$ は，(i) に該当するので極小点である．極小値は -2 である．$(\pi/2, 0)$ は，(ii) に該当するので極大点である．極大値は 2 である.

手順 4 $f(x, y)$ は，$(-\pi/2, -\pi/2)$, $(-\pi/2, \pi/2)$ で極小値 -2 をとり，$(\pi/2, 0)$ で極大値 2 をとる.

□

例 4.20 (反応経路) 化学反応の進行の説明には，化学ポテンシャルエネルギー関数の導入が必要である．化学ポテンシャルエネルギー関数とは，分子を構成する原子の配位で決まるエネルギーを値とする関数で，一般には 2 を大きく超える多くの変数の関数である．しかし，反応進行の原理やシナリオの理解を目的として，2 変数のモデル関数を用いて効果的な説明が行われてきた[14]．以下では，xy-平面の点が分子の配位に対応しているという想定で，xy-平面を配

---

[14] 例えば，M.Hirsch and W.Quapp, Chemical Physics Letters, **395** (2004), pp150-156.

位平面と呼ぶことにする．このとき，化学ポテンシャルエネルギー関数は，配位平面上の関数
と捉えられる．化学反応は，反応経路（reaction path）と呼ばれる配位空間上の曲線に沿って
進むと説明される．反応経路は，始状態を表す化学ポテンシャルエネルギー関数の極小点から，
遷移状態を表す鞍点を経由して，終状態を表す別の極小点に向かう曲線であるという特徴を持
つ[15]．図4.5の左図は，脚注14の文献で示されている化学ポテンシャルエネルギーのモデル
関数の一例

$$E(x, y) = 0.01(x^2 + y^2)^2 + xy - 9e^{-(x-3)^2 - y^2} - 9e^{-(x+3)^2 - y^2} \tag{4.59}$$

に関する反応経路である[16]．左図において，反応経路は始状態を表す極小点 A から，遷移状
態を表す鞍点 B を経由して，終状態を表す A とは別の極小点 C に到る曲線として描かれてい
る．右図は，配位平面上の反応経路 A → B → C に対応する曲線 A′ → B′ → C′ を，化学ポテ
ンシャルエネルギー曲面（PES）上に描いたものである．PES とは，化学ポテンシャルエネル
ギー関数のグラフとして与えられる曲面のことである．

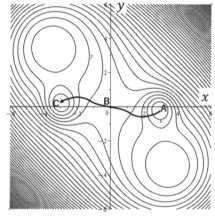
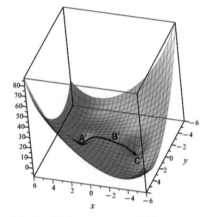

$E(x, y)$の等高線図と反応経路(A→B→C)   反応経路に対応するPES上の曲線(A′ → B′ → C′)

図 4.5 （左）配位平面上の反応経路，（右）反応経路に対応する PES 上の曲線

　反応経路が与えられたとき，経路上の点（配位）を指定する反応経路に沿った座標[17] のこと
を反応座標という．反応経路に沿った化学ポテンシャルエネルギーの変化を反応座標を横軸に
とって描くと，図4.6のようになる[16]．図4.6は PES を経路 A′ → B′ → C′ に沿って「切っ
た」断面を示している．図4.6の曲線はポテンシャルエネルギー曲線と呼ばれる．図4.6に基
づけば，「反応はポテンシャルエネルギーが極大になる遷移状態を経て進行する」となる．する
と，「定理4.21の (iii) によると鞍点は極値点ではないとあるから，図4.5による説明と図4.6
による説明は矛盾しているのでは？」と思うかもしれない．しかし，説明の前提状況をきちん

---

[15] 曲線の具体形状は，化学ポテンシャルエネルギー関数や反応理論から決定されるが詳細は割愛する．
[16] 反応理論により厳密に得たものではないので，概念図と思って結構である．
[17] 例えば，反応経路に沿った始状態からの距離（弧長パラメータ）は座標になる．

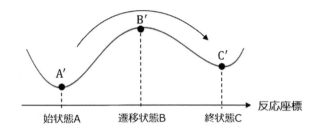

始状態A　　遷移状態B　　終状態C

反応座標

図 4.6　反応経路に沿った化学ポテンシャルエネルギーの変化

と把握し，鞍点の特徴をよく理解していれば，実は同じことを述べていることがわかる[18].

図 4.5 の主張：反応は，配位平面上において始状態を表す極小点 A から，遷移状態を表す鞍点 B を経由して，終状態を表す極小点 C に到る曲線に沿って進行する．

図 4.6 の主張：反応経路上において，始状態 A と終状態 C ではエネルギーは極小値をとり，遷移状態 B ではエネルギーは極大値をとる．

すなわち，2 つの図の主張は全く矛盾しない．

□

問題 4.5　$f(x,y) = x(x^2 - 1) + y^2$ の極値を極値点とともに求めよ．

問題 4.6　$f(x,y) = x^3 - x^2 y^2 + y^3$ の極値を極値点とともに求めよ．

4.5　陰関数の微分

まず，陰関数とはどのようなものか，平易な例で大掴みしてみよう．$f(x,y) = x^2 + y^2 - 1$ を考える．$f(x,y) = 0$ で定まる集合

$$C = \{(x,y) \in \mathbb{R}^2 \,|\, x^2 + y^2 = 1\}$$

は単位円（円周）である．この円周は，上半平面で $y = \phi_1(x) = \sqrt{1 - x^2}$，下半平面で $y = \phi_2(x) = -\sqrt{1 - x^2}$ と表せる[19]．当然であるが，$\phi_j(x)$ $(j = 1, 2)$ は，$f(x, \phi_j(x)) = 0$ をみたしている．このように，$f(x,y) = 0$ の定める集合上で，y が $f(x, \phi_j(x)) = 0$ をみたすような局所的な関数[20] $\phi_j(x)$ によって $y = \phi_j(x)$ と表せるとき，$\phi_j(x)$ $(j = 1, 2)$ を $f(x,y) = 0$ の陰関数という．

上の単位円の例のように，陰関数が現れるような状況は珍しくはない．「どのような条件があれば陰関数が存在するか」や「存在するならば微分可能か」などの問いに答えるのが次の定理である．

---

[18] 数学に限らず，前提条件や仮定あるいは設定を予め確認してから考えることが大切である．

[19] いずれも，$-1 \leq x \leq 1$ の範囲である．

[20] この例であれば，$\phi_1(x)$ は上半平面限定，$\phi_2(x)$ は下半平面限定であり，x も $-1 \leq x \leq 1$ のように限定されている状況をいう

定理 4.22 関数 $f(x,y)$ が $f(a,b) = 0$ をみたす点 (a,b) を含む開集合 A 上で C^1 級であるとする. $f_y(a,b) \neq 0$ ならば, $x = a$ を含む x のある開区間 I と I 上の関数 $\phi(x)$ で

$$\phi(a) = b, \quad f(x, \phi(x)) = 0 \quad (x \in I)$$

$$\frac{d\phi}{dx} = -\frac{f_x(x, \phi(x))}{f_y(x, \phi(x))} \tag{4.60}$$

をみたすものがただ一つ存在する[21].

$\square$

定理 4.22 の証明は, 本章の補遺の 4.6.3 小節に提示した. ここでは, 定理 4.22 の主張を, 単位円の場合で確認しておこう. $f(x,y) = x^2 + y^2 - 1$ ととると $f(x,y)$ は $\mathbb{R}^2$ で C^∞ 級なので, 定理の条件をみたしている. $f_y(x,y) = 2y \neq 0$ をみたす点として $(0,1)$ を考える. このとき, $x = 0$ を含む開区間 $I = (-1,1)$ を考え, I 上の関数 $\phi(x) = \sqrt{1-x^2}$ をとれば, $\phi(x)$ は (4.60) の 1 行目の式をみたしている. さらに, $d\phi/dx = -x/\sqrt{1-x^2}$ であり, I 上で $f_x(x, \phi(x)) = 2x$, $f_y(x, \phi(x)) = 2\sqrt{1-x^2}$ であるので, 2 行目もみたしている. こうして, $(0,1)$ を含む上半円を表す $y = \sqrt{1-x^2}$ が定理と結びついた. 一方, $f_y(x,y) = 0$ となる点 $(1,0)$ の周囲では, $y = \phi(x)$ という表現が不可能なことは明らかである.

4.6 補遺

4.6.1 2次形式

補遺 4.6.2 で行う $F(h,k)$ と $1 + G(h,k)/F(h,k)$ の評価で活用する 2 次形式について述べる.

定義 4.18 同時に 0 にならない実数 P, Q, R を与えたとき, s と t の斉 2 次多項式

$$B(s,t) = Ps^2 + 2Qst + Rt^2 \tag{4.61}$$

を 2 次形式という.

$\square$

補題 4.4 2 次形式 $B(s,t)$ について, 以下が成り立つ.

(i) $B(\lambda s, \lambda t) = \lambda^2 B(s,t) \quad ((s,t) \in \mathbb{R}^2, \lambda \in \mathbb{R})$ $\qquad$ (4.62)

(ii) $|B(s,t)|$ は単位円周, $\{(s,t) \mid s^2 + t^2 = 1\}$, 上で最大値と最小値を持つ $\qquad$ (4.63)

$\square$

$\because$ (i) は直接計算で直ちに得られる. (ii) は, 単位円周上の点を $(s,t) = (\cos\theta, \sin\theta)$ $(\theta \in [0, 2\pi])$ としたときの $|B(\cos\theta, \sin\theta)|$ が, 有界閉区間 $\theta \in [0, 2\pi]$ 上の連続関数になることから, 定理 2.19 を適用して得られる.

$\square$

---

[21] この定理は, $\phi(x)$ やその定義域 I の具体形を与えるものではないことに注意せよ.

定理 4.23 $M = \max(|P|, |Q|, |R|)$ とするとき,

$$|B(s,t)| \leq 2(s^2 + t^2)M \quad ((s,t) \in \mathbb{R}^2) \tag{4.64}$$

が成り立つ.

□

∵

$$|B(s,t)| = |Ps^2 + 2Qst + Rt^2| \leq |P||s|^2 + 2|Q||s||t| + |R||t|^2$$
$$\leq M(|s|^2 + 2|s||t| + |t|^2) \leq 2M(s^2 + t^2)$$

により示される. なお, 最終の不等号では, $|s|^2 + |t|^2 \geq 2|s||t|$ (相加平均 ≥ 相乗平均) を用いている.

□

定理 4.24 $(s,t) \neq (0,0)$ のとき, $B(s,t)$ のとる値は, 以下のように分類される.

(i) $PR - Q^2 > 0$ かつ $P > 0$ ならば, $B(s,t) > 0$ $\tag{4.65}$

(ii) $PR - Q^2 > 0$ かつ $P < 0$ ならば, $B(s,t) < 0$ $\tag{4.66}$

(iii) $PR - Q^2 < 0$ ならば, $B(s,t)$ の値は正にも負にも 0 にもなる $\tag{4.67}$

(iv) $PR - Q^2 = 0$ のとき, $P + R > 0$ ならば $B(s,t) \geq 0$,

$\quad P + R < 0$ ならば $B(s,t) \leq 0$ $\tag{4.68}$

□

∵ (i) および (ii) の仮定の下では, $P = 0$ は生じないことに注意しよう. $P \neq 0$ のとき,

$$B(s,t) = P\left(s + \frac{Q}{P}t\right)^2 + \frac{PR - Q^2}{P}t^2 \tag{4.69}$$

と変形できる. (i) の仮定の下, $P > 0$ かつ $(PR - Q^2)/P > 0$ であるので, (4.69) より, $B(s,t) > 0$ $((s,t) \neq (0,0))$ となる. (ii) の仮定の下, $P < 0$ かつ $(PR - Q^2)/P < 0$ であるので, (4.69) より, $B(s,t) < 0$ $((s,t) \neq (0,0))$ となる. (iii) の仮定の下, $P \neq 0$ のときは P と $(PR - Q^2)/P$ は異符号なので, $B(1,0) < 0$ と $B(-Q,P) > 0$ は異符号である. さらに, $B(-\theta Q + (1-\theta), \theta P)$ は $\theta \in [0,1]$ の連続関数になるので, 中間値の定理を適用すれば, $B(s,t) = 0$ となる点も存在する. (iii) の仮定の下, $P = 0$ かつ $R \neq 0$ ならば $B(s,t) = R\{t + (Q/R)s\}^2 - (Q^2/R)s^2$ なので, R と $-(Q^2/R)$ は異符号となり, (iii) の仮定かつ $P \neq 0$ と同じ結論が得られる. また, (iii) の仮定の下, $P = R = 0$ のときも, 同じ結論が得られる. (iv) では, $Q \neq 0$ ならば, P と R は同符号であり, $B(s,t) = P\{s + (Q/P)t\}^2$ なので, $P + R > 0$ なら $B(s,t) \geq 0$ $(= \text{は } (s,t) = \lambda(-Q, P))$ である. また, $P + R < 0$ なら $B(s,t) \leq 0$ $(= \text{は } (s,t) = \lambda(-Q, P))$ である. $Q = 0$ ならば $PR = 0$ であるが, $B(s,t) = Ps^2$

または $B(s,t) = Rt^2$ を意味するので，上記 $Q \neq 0$ の場合の分類に含めることができる．こうして，(i) から (iv) の分類が完成された．

□

定理 4.25 $B(s,t)$ が $PR - Q^2 > 0$ をみたしているとする．単位円周，$\{(s,t) \,|\, s^2 + t^2 = 1\}$，上での $|B(s,t)|$ の最小値を $c \;(>0)$ と表すとき

$$|B(s,t)| \geq c(s^2 + t^2) \quad ((s,t) \in \mathbb{R}^2) \tag{4.70}$$

が成り立つ．

□

∵ 最小値 c の存在は補題 4.4 の (ii) に示されている．$B(s,t)$ が $PR - Q^2 > 0$ かつ $P > 0$ をみたしているとき，定理 4.24 の (i) より，$0 < c \leq B(\cos\theta, \sin\theta)$ である．よって，$r = \sqrt{s^2 + t^2}$，$(s,t) = (r\cos\theta, r\sin\theta)$ とおくとき，補題 4.4 の (i) より

$$|B(s,t)| = B(s,t) = r^2 B(\cos\theta, \sin\theta) \geq cr^2 = c(s^2 + t^2)$$

が得られる．また，$B(s,t)$ が $PR - Q^2 > 0$ かつ $P < 0$ をみたしているとき，定理 4.24 の (ii) より，$B(\cos\theta, \sin\theta) \leq -c < 0$ である．よって，

$$|B(s,t)| = -B(s,t) = -r^2 B(\cos\theta, \sin\theta) \geq cr^2 = c(s^2 + t^2)$$

が得られる．$B(0,0) = 0$ も合わせて，(4.70) が示された．

□

4.6.2 $F(h,k)$ と $1 + G(h,k)/F(h,k)$ の評価

補遺 4.6.1 を活用して，十分 0 に近い h と k に対する $F(h,k)$ と $1 + G(h,k)/F(h,k)$ の値を評価する．

補題 4.5 $U_\varepsilon(a,b) \subset A$ なる (a,b) の近傍を考え，$\gamma = \displaystyle\max_{U_{\varepsilon/2}(a,b)}(|g_1|, |g_2|, |g_3|)$ とするとき，

$$|G(h,k)| \leq 2(h^2 + k^2)\gamma \quad ((a+h, b+k) \in U_{\varepsilon/2}(a,b)) \tag{4.71}$$

が成り立つ．$\varepsilon \to 0$ のとき，$\gamma \to 0$ である．

□

∵ 4.6.1 節（補遺）の (4.61) で導入した 2 次形式 $B(s,t)$ で，$P = g_1$，$Q = g_2$，$R = g_3$，$(s,t) = (h,k)$ としたものが $G(h,k)$ である．この対応下で，$G(h,k)$ に定理 4.23 の (4.64) を適用し，さらに $\gamma = M$ として得られるのが (4.71) である．また，$G(h,k) = S(h,k) - F(h,k)$ で $f(x,y)$ は C^2 級であることから，$\gamma \to 0$ （$\varepsilon \to 0$）も得られる．

□

$G(h,k)$ と同じく $F(h,k)$ も 2 次形式であり，以下が成立する．

補題 4.6　開集合 A 上で C^2 級の関数 $f(x,y)$ が臨界点 (a,b) をもち, $f_{xx}(a,b)f_{yy}(a,b) - f_{xy}(a,b)^2 > 0$ とする. 中心が (a,b) で半径 ρ の円周 $C_\rho = \{(a+h,b+k) \mid h^2+k^2=\rho^2\}$ を $C_\rho \subset A$ となるように定め, C_ρ 上での $|F(h,k)|$ の最小値を c (>0) と表すとき,

$$|F(h,k)| \geq \frac{c}{\rho^2}(h^2+k^2) \quad ((a+h,b+k) \in A) \tag{4.72}$$

が成り立つ.

□

∵　$F(h,k)$ は, 4.6.1 節（補遺）の (4.61) で導入した 2 次形式 $B(s,t)$ で, $P = f_{xx}(a,b)$, $Q = f_{xy}(a,b)$, $R = f_{yy}(a,b)$, $(s,t)=(h,k)$ としたものである. この対応下で, 定理 4.25 を述べたものが上記の定理である. ただし, 定理 4.25 における c を c/ρ^2 に読み替える必要に注意せよ.

□

補題 4.7　開集合 A 上で C^2 級の関数 $f(x,y)$ が臨界点 (a,b) をもち, $f_{xx}(a,b)f_{yy}(a,b) - f_{xy}(a,b)^2 > 0$ かつ $f_{xx}(a,b) \neq 0$ のとき, ある $\delta > 0$ を適切に選んで, $U_\delta(a,b)$ 上で $1 + G(h,k)/F(h,k) > 1/2$ が成立する.

□

∵　補題 4.5 と補題 4.6 より, 補題 4.5 でいう近傍 $U_{\varepsilon/2}(a,b)$ 上で, $|G(h,k)/F(h,k)| \leq \gamma\rho^2/c$ が成立している. $f(x,y)$ は C^2 級であることから, 補題 4.5 で $\gamma \to 0$ $(\varepsilon \to 0)$ と述べたように, $\delta > 0$ として $U_\delta(a,b)$ 上で $\gamma < c/2\rho^2$ をみたすものが選べる. すなわち, この $U_\delta(a,b)$ 上で $|G(h,k)/F(h,k)| < 1/2$ なので, $1 + G(h,k)/F(h,k) > 1/2$ が成立する.

□

補題 4.8　開集合 A 上で C^2 級の関数 $f(x,y)$ が臨界点 (a,b) をもち, $f_{xx}(a,b)f_{yy}(a,b) - f_{xy}(a,b)^2 < 0$ であるとき, 以下が成り立つ.

$f_{xx}(a,b) \neq 0$ のとき：$(a+t_1,0) \in A$, $(a-t_2f_{xy}(a,b),b+t_2f_{xx}(a,b)) \in A$ について, $F(t_1,0)$ と $F(-t_2f_{xy}(a,b),t_2f_{xx}(a,b))$ は異符号である. さらに, これら 2 点を適当な近傍 $U_\delta(a,b)$ 上に制限して選ぶとき,

$$1 + \frac{G(t_1,0)}{F(t_1,0)} > 0, \quad 1 + \frac{G(-t_2f_{xy}(a,b),t_2f_{xx}(a,b))}{F(-t_2f_{xy}(a,b),t_2f_{xx}(a,b))} > 0 \tag{4.73}$$

が成り立つ.

$f_{xx}(a,b) = 0$ かつ $f_{yy}(a,b) \neq 0$ のとき：$(a,b+t_1) \in A$, $(a-t_2f_{yy}(a,b),b+t_2f_{xy}(a,b)) \in A$ について, $F(0,t_1)$ と $F(-t_2f_{yy}(a,b),t_2f_{xy}(a,b))$ は異符号である. さらに, これら 2 点を適当な近傍 $U_\delta(a,b)$ 上に制限して選ぶとき,

$$1 + \frac{G(0,t_1)}{F(0,t_1)} > 0, \quad 1 + \frac{G(-t_2f_{yy}(a,b),t_2f_{xy}(a,b))}{F(-t_2f_{yy}(a,b),t_2f_{xy}(a,b))} > 0 \tag{4.74}$$

が成り立つ.

$f_{xx}(a,b) = f_{yy}(a,b) = 0$ のとき： $(a+t_1, b+t_1) \in A$, $(a-t_2, b+t_2) \in A$ について，$F(t_1, t_1)$ と $F(-t_2, t_2)$ は異符号である．さらに，これら 2 点を適当な近傍 $U_\delta(a,b)$ 上に制限して選ぶとき，

$$1 + \frac{G(t_1, t_1)}{F(t_1, t_1)} > 0, \quad 1 + \frac{G(-t_2, t_2)}{F(-t_2, t_2)} > 0 \tag{4.75}$$

が成り立つ．

$\square$

$\because$ いずれの場合も F が 2 点において異符号となることの確認は容易である．各場合の後半の $1 + G(h,k)/F(h,k)$ の評価式の成立を，$f_{xx}(a,b) \neq 0$ の場合において示そう[22]．$f_{xx}(a,b) \neq 0$ 補題 4.5 と補題 4.4 の (i) より，補題 4.5 の $U_{\varepsilon/2}(a,b)$ 上で，$(t_1, 0)$ について，

$$\left| \frac{G(t_1, 0)}{F(t_1, 0)} \right| \leq \frac{2\gamma t_1^2}{t_1^2 |f_{xx}(a,b)|} = \frac{2\gamma}{|f_{xx}(a,b)|} \tag{4.76}$$

が得られる．同様に，$(-t_2 f_{xy}(a,b), t_2 f_{xx}(a,b)) \in U_{\varepsilon/2}(a,b)$ について，

$$\left| \frac{G(-t_2 f_{xy}(a,b), t_2 f_{xx}(a,b))}{F(-t_2 f_{xy}(a,b), t_2 f_{xx}(a,b))} \right| \leq \frac{2\gamma}{|f_{xx}(a,b) f_{yy}(a,b) - f_{xy}(a,b)^2| |f_{xx}(a,b)|} \tag{4.77}$$

が得られる．γ は補題 4.5 で定めたもので，$\gamma \to 0$ $(\varepsilon \to 0)$ であったから，適当な近傍 $U_\delta(a,b)$ 上で (4.76) と (4.77) の右辺を $1/2$ に抑えることができる．こうして (4.73) が示された．(4.74) と (4.75) も技術的に同じことを繰り返せば示すことができる．

$\square$

4.6.3 定理 4.22 の証明

$f_y(a,b) > 0$ の場合を示す．仮定より $f_y(x,y)$ は A 上で連続だから，定理 4.5 よりある近傍 $U_{\delta_1}(a,b)$ 上で $f_y(x,y) > 0$ である．よって，$\{(a,y) \in \mathbb{R}^2 \,|\, y \in J_1\} \subset U_{\delta_1}(a,b)$ であるような y の区間 $J_1 = [b - \delta_2, b + \delta_2]$ 上で，$f(a,y)$ は $f(a,b) = 0$ をみたす狭義単調増加の連続関数である．この事実を基に，定理 4.5 を用いることで，x のある区間 $I = (a - \delta, a + \delta)$ が存在し，線分 $L_1 = \{(x,y) \,|\, x \in I, y = b + \delta_2\}$ について $L_1 \subset U_{\delta_1}(a,b)$ かつ $f(x,y) > 0$ $((x,y) \in L_1)$ となり，線分 $L_2 = \{(x,y) \,|\, x \in I, y = b - \delta_2\}$ について $L_2 \subset U_{\delta_1}(a,b)$ かつ $f(x,y) < 0$ $((x,y) \in L_2)$ となる．$\tilde{x} \in I$ を任意に固定するとき，$f(\tilde{x}, y)$ は狭義単調増加で連続だから，中間値の定理（定理 2.21）により $f(\tilde{x}, \tilde{y}) = 0$ となる $\tilde{y} \in (b - \delta_2, b + \delta_2)$ が唯一定まる．この対応 $\tilde{x} \in I \mapsto \tilde{y} \in (b - \delta_2, b + \delta_2)$ への対応が，定理の陰関数 $y = \phi(x)$ である．さて，$f(x,y)$ は A 上で C^1 級だから平均値の定理（定理 4.16）により，$(\tilde{x}, \tilde{y}) = (\tilde{x}, \phi(\tilde{x}))$ $(\tilde{x} \in I)$ と $x = \tilde{x} + h$, $y = \phi(\tilde{x} + h) = \tilde{y} + k$ に対して

$$0 = f(\tilde{x} + h, \tilde{y} + k) - f(\tilde{x}, \tilde{y}) = f_x(\tilde{x} + \theta h, \tilde{y} + \theta k) h + f_y(\tilde{x} + \theta h, \tilde{y} + \theta k) k \tag{4.78}$$

が成り立つ．この式と $f(x,y)$ および $f_y(x,y)$ の連続性から，$h \to 0$ のとき $k \to 0$ が成り立たなければならない．したがって，$\phi(x)$ は I 上で連続である．さらに，$f(x,y)$ は A 上で C^1 級

---

[22] $f_{xx}(a,b) f_{yy}(a,b) - f_{xy}(a,b)^2 < 0$ なので，補題 4.6 の証明法は使えないことに注意せよ．

だから全微分可能なので（定理 4.15），(4.78) と同じ設定で

$$0 = f(\tilde{x} + h, \tilde{y} + k) - f(\tilde{x}, \tilde{y}) = f_x(\tilde{x}, \tilde{y})h + f_y(\tilde{x}, \tilde{y})k + R(h, k)$$

$$\lim_{(h,k) \to (0,0)} R(h, k) = 0$$

(4.79)

が成り立つ．$h = x - \tilde{x}$，$k = \phi(x) - \tilde{y} = \phi(x) - \phi(\tilde{x})$，に注意すれば，

$$\frac{\phi(x) - \phi(\tilde{x})}{x - \tilde{x}} = -\frac{f_x(\tilde{x}, \tilde{y})}{f_y(\tilde{x}, \tilde{y})} + \frac{R(x - \tilde{x}, \phi(x) - \phi(\tilde{x}))}{x - \tilde{x}} \to -\frac{f_x(\tilde{x}, \tilde{y})}{f_y(\tilde{x}, \tilde{y})} \quad (x \to \tilde{x}),$$

(4.80)

すなわち，$\phi(x)$ の微分が得られた．$f_y(a, b) < 0$ の場合も，上に倣って示すことができる．

□

解答例

第 1 章

1.1　示すべき等式について,「a の左辺乗」と「a の右辺乗」を作って, それらが等しいことを示せばよい. 例えば (1.56) では, $a^{\log_a 1} = 1$ で $a^0 = 1$ だから, $\log_a 1 = 0$ である. $a^{\log_a bc} = bc$ で, $a^{\log_a b + \log_a c} = a^{\log_a b} a^{\log_a c} = bc$ だから, $\log_a bc = \log_a b + \log_a c$ である. $a^{\log_a b^p} = b^p$ で, $a^{p \log_a b} = (a^{\log_a b})^p = b^p$ だから, $\log_a b^p = p \log_a b$ である. また, (1.57) では, $a^{\log_a b} = b$ で, $a^{\log_a c \log_c b} = (a^{\log_a c})^{\log_c b} = c^{\log_c b} = b$ だから, $\log_a b = \log_a c \log_c b$ である.

1.2　（tan の加法公式）: $\sin(a \pm b)/\cos(a \pm b)$ の分母と分子を加法公式で書き換え, 分母と分子を $\cos a \cos b$ で割れば得られる. （倍角の公式）: 加法公式で $a = b = \theta$ として得られる.（半角の公式）: cos の倍角公式の θ を $\theta/2$ におきかえ, 右辺を $2\cos^2(\theta/2) - 1$ と変形する, あるいは $1 - 2\sin^2(\theta/2)$ と変形して得られる. 残りの 4 つは, 右辺を加法公式で書き換えて整理すれば得られる.

1.3　数値のみを書く.
$$\arccos x = \frac{\pi}{2}, \frac{\pi}{2} \mp \frac{\pi}{6}, \frac{\pi}{2} \mp \frac{\pi}{4}, \frac{\pi}{2} \mp \frac{\pi}{3}, \frac{\pi}{2} \mp \frac{\pi}{2}$$
$$\arcsin x = 0, \pm \frac{\pi}{6}, \pm \frac{\pi}{4} \mp \frac{\pi}{3}, \pm \frac{\pi}{2}$$
$$\arctan x = 0, \pm \frac{\pi}{6}, \pm \frac{\pi}{4} \pm \frac{\pi}{3}$$

1.4　単位円の上半分上の点は, $(x, \sqrt{1 - x^2}) = (\cos(\arccos x), \sin(\arccos x))$ と表せ, 単位円の右半分上の点は, $(\sqrt{1 - x^2}, x) == (\cos(\arcsin x), \sin(\arcsin x))$ と表せる (いずれも $|x| \leq 1$ で成立). よって, 与式が成立する.

1.5　$\sin(\arccos x + \arcsin x)$ を加法公式と問題 1.4 の結果を利用して計算すると,
$$\sin(\arccos x + \arcsin x) = \sin(\arccos x)\cos(\arcsin x) + \cos(\arccos x)\sin(\arcsin x)$$
$$= (1 - x^2) + x^2 = 1$$
$0 \leq \arccos x \leq \pi$ と $-\pi/2 \leq \arcsin x \leq \pi/2$ の辺々を加えて,
$$-\pi/2 \leq \arccos x + \arcsin x \leq 3\pi/2$$
が得られるが, この範囲で $\sin(\arccos x + \arcsin x) = 1$ が成り立つのは, $\arccos x + \arcsin x = \pi/2$ のときだけである.

第 2 章

2.1 $\dfrac{1}{2},\ 0,\ \infty$

2.2 $0, 0$

2.3 $a_n = 1/n - 1/(n+1)$ であるから,

$$s_n = \sum_{k=1}^{n} a_k = \left(\frac{1}{1} - \frac{1}{2}\right) + \left(\frac{1}{2} - \frac{1}{3}\right) + \cdots + \left(\frac{1}{n-1} - \frac{1}{n}\right) + \left(\frac{1}{n} - \frac{1}{n+1}\right)$$

$$= 1 - \frac{1}{n+1} \to 1 \quad (n \to \infty)$$

2.4 $0, -\dfrac{3}{4},\ 1,\ 0$

2.5 $1,\ e,\ 1,\ $ 発散

第 3 章

3.1 $-\dfrac{e^{1/x}}{x^2}, \dfrac{1}{2(1+x)\sqrt{x}}, 3\left(1 - \dfrac{1}{x^2}\right)\left(x + \dfrac{1}{x}\right)^2, 2\sin x \cos x, 2x\cos(x^2), -\cos x \sin(\sin x),$
$(2x \log 3) \cdot 3^{x^2}$

3.2 $g(x) = ax + b$ とおくと, $f(ax + b) = (f \circ g)(x)$ である. $g'(x) = a$ なので, 合成関数微分の式 (3.12) により, $(f(ax))' = af'(ax + b)$.

3.3 $f(x) = x^x$ のとき, $\log f(x) = \log(x^x) = x \log x$ なので, $(\log f(x))' = (x \log x)' = \log x + 1$ である. 一方, $(\log f(x))' = f'(x)/f(x)$ だから, $f'(x) = (\log x + 1)f(x) = (\log x + 1)x^x$ である.

$f(x) = \sqrt{\dfrac{1 - x^2}{1 + x + x^3}}$ のとき, $\log f(x) = \dfrac{1}{2}(\log(1 - x^2) - \log(1 + x + x^2))$ なので,

$$(\log f(x))' = \frac{1}{2}\left(-\frac{2x}{1 - x^2} - \frac{1 + 2x}{1 + x + x^2}\right) = -\frac{x^2 + 4x + 1}{2(1 - x^2)(1 + x + x^2)}$$

である. 一方, $(\log f(x))' = f'(x)/f(x)$ だから,

$$f'(x) = -\frac{x^2 + 4x + 1}{2\sqrt{(1 - x^2)(1 + x + x^2)^3}}$$

3.4 $y = e^x$ の逆関数 $x = \log y$ の微分は, $y' = e^x$ だから, $x' = (\log y)' = 1/y'(x) = 1/e^x = 1/y$ で得られる ($y = e^x$ だから, $y > 0$ のときである). 同様に, $y = -e^x$ の逆関数 $x = \log(-y) = \log|y|$ ($y < 0$) の微分は, 逆関数微分と問題 3.2($c = -1$) を用いて, $x' = (\log(-y))' = 1/y' = 1/(-e^x) = 1/y$ で得られる ($y < 0$)

3.5 $y = f(x) = (e^x + e^{-x})/2 \geq 1$ に注意して, $(e^x)^2 - 2ye^x + 1 = 0$ を e^x (≥ 1) について解くと, $e^x = y + \sqrt{y^2 - 1}$ となる. すなわち, $x = f^{-1}(y) = \log(y + \sqrt{y^2 - 1})$ である. これを, (y で) 直接微分すると,

$$(f^{-1}(y))' = \frac{1 + y/\sqrt{y^2 - 1}}{y + \sqrt{y^2 - 1}} = \frac{1}{\sqrt{y^2 - 1}}$$

を得る．一方，逆関数微分の公式を用いると，

$$x' = \frac{1}{y'} = \frac{1}{f'(x)} = \frac{2}{e^x - e^{-x}} = \frac{1}{\sqrt{y^2 - 1}}$$

となって，（当たり前だが）直接計算と一致する．なお，上式では

$$\left(\frac{e^x - e^{-x}}{2}\right)^2 = \left(\frac{e^x + e^{-x}}{2}\right)^2 - 1 = y^2 - 1, \quad \frac{e^x - e^{-x}}{2} \geq 0 \ (x \geq 0)$$

を利用した．

3.6 この円の方程式は，$(x - p)^2 + (y - q)^2 = r^2$ だから，$x = r\cos t + p,\ y = r\sin t + q$ ($t \in [0, 2\pi]$)

3.7 $x' = (r\cos t + p)' = -r\sin t,\ y' = (r\sin t + q)' = r\cos t$ なので，$\dfrac{dy}{dx} = -\dfrac{1}{\tan t}$

3.8 $x' = r - R\cos\theta,\ y' = R\sin t$ より，$\dfrac{dy}{dt} = \dfrac{R\sin t}{r - R\cos t}$

3.9 $x' = (e^t - e^{-t})/2,\ y' = (e^t + e^{-t})/2$ より，$\dfrac{dy}{dt} = \dfrac{e^t + e^{-t}}{e^t - e^{-t}}$

3.10 $\sin\dfrac{(2k-1)\pi}{2} = (-1)^{k-1},\ \cos\dfrac{(2k-1)\pi}{2} = 0,\ \sin\dfrac{(2k)\pi}{2} = 0,\ \cos\dfrac{(2k)\pi}{2} = (-1)^k$ と，加法公式を用いると，$n = 2k - 1$ のとき，

$$\sin(x + \frac{n\pi}{2}) = \sin(x + \frac{(2k-1)\pi}{2}) = \cos x \sin\frac{(2k-1)\pi}{2} = (-1)^{k-1}\cos x$$

が得られ，$n = 2k$ のとき，

$$\sin(x + \frac{n\pi}{2}) = \sin(x + \frac{(2k)\pi}{2}) = \sin x \cos\frac{(2k)\pi}{2} = (-1)^k \sin x$$

が得られる．

3.11 $\cos x = (\sin x)^{(1)}$ であるから，

$$(\cos x)^{(n)} = (\sin x)^{(n+1)} = \sin(x + \frac{(n+1)\pi}{2}) = \cos(x + \frac{n\pi}{2})$$

3.12 $(1/x)^{(n)} = (x^{-1})^{(n)} = (-1)^n n! x^{-(n+1)}$.

3.13 $(\log x)' = \dfrac{1}{x}$ より，$(\log x)^{(n)} = (1/x)^{(n-1)} = (-1)^{n-1}(n-1)! x^{-n}$.

3.14 定義にしたがって微分を計算すると，

$$f'(x) = \begin{cases} 2x & (x > 0) \\ 0 & (x \leq 0) \end{cases}$$

である．$x = 0$ において，$f'(x)$ の微分を試みると，

$$\lim_{0+0}\frac{f(x) - f(0)}{x - 0} = \lim_{0+0}\frac{2x}{x} = 2, \quad \lim_{0-0}\frac{f(x) - f(0)}{x - 0} = \lim_{0-0} 0 = 0$$

となり，$x = 0$ で微分不可能である．

3.15 直接計算で示せる．

3.16 $f(x) = \sin x$ のとき，$f^{(n)}(x) = \sin(x + n\pi/2)$ であるから，$f(0) = f^{(2)}(0) = f^{(4)}(0) = 0$，$f^{(1)}(0) = -f^{(3)}(0) = 1$ が得られ，4次のマクローリンの公式 $\sin x = x - \dfrac{1}{3!}x^3 + R$ を得る．同様に，$f(x) = \cos x$ のとき，$f^{(n)}(x) = \cos(x + n\pi/2)$ であるから，$f(0) = $

$-f^{(2)}(0) = f^{(4)}(0) = 1$, $f^{(1)}(0) = -f^{(3)}(0) = 0$ が得られ，4 次のマクローリンの公式 $\cos x = 1 - \dfrac{1}{2!}x^2 + \dfrac{1}{4!}x^4 + R$ を得る．

3.17 $f(x) = \log(1+x)$ のとき，$f^{(n)}(x) = (-1)^{n-1}(n-1)!(1+x)^{-n}$ $(n \in \mathbb{N})$ であるから，$f^{(n)}(0) = (-1)^{n-1}(n-1)!$ が得られ，4 次のマクローリンの公式は以下のとおり．

$$\log(1+x) = x - \frac{x^2}{2} + \frac{x^3}{3} - \frac{x^4}{4} + R$$

3.18 $f'(x) = x^3 - x^2 - 2x = x(x+1)(x-2)$ より，臨界点 $(f'(x) = 0$ となる $x)$ は，$x = -1, 0, 2$ である．$f''(x) = 3x^2 - 2x - 2$ より，$f''(x) = 0$ となる $x)$ は，$x = (1 \pm \sqrt{7})/3$ である．増減表（省略）と $f''(-1) = 3$, $f''(0) = -2$, $f''(2) = 6$ から，$x - 0$ は極大点で極大値は 2 である．$x = -1$ と $x - 2$ は極小点で，それぞれの点での極小値は $\dfrac{19}{12}$ と $-\dfrac{2}{3}$ である．グラフは，下の図の左側のようになる．

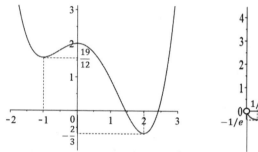 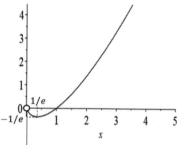

問題 3.18（左）と問題 3.19（右）

3.19 $f'(x) = \log x + 1$ より，臨界点 $(f'(x) = 0$ となる $x)$ は，$x = 1/e$ である．$f''(x) = 1/x$ は，定義域 $(x > 0)$ において常に正である（グラフは下に凸になる）．増減表（省略）と $f''(1/e) = e > 0$ から，$x = 1/e$ は極小点で，極小値は $-1/e$ である．作図のために，$x \to 0+0$ での，関数の振る舞いを調べよう．$f'(x) \to -\infty$ $(x \to 0+0)$ は直ちにわかるが，$f(x)$ の極限計算には定理 3.15 （ロピタルの定理）が必要で，$f(x) \to 0-0$ $(x \to 0+0)$ が得られる．増減表に加えこれらも勘案して，グラフは上の図の右側のようになる．

第 4 章

4.1 **(1)** $f_x(x,y) = 3x^2y + 8xy^2$, $f_y(x,y) = x^3 + 8x^2y + 4y^3$

(2) $f_x(x,y) = \dfrac{y^3}{(x+y)^2}$, $f_y(x,y) = \dfrac{2x^2y + xy^2}{(x+y)^2}$

(3) $f_x(x,y) = -2xe^{-(x^2+y^2)}$, $f_y(x,y) = -2ye^{-(x^2+y^2)}$

(4) $f_x(x,y) = \dfrac{x}{\sqrt{x^2+y^2}}e^{\sqrt{x^2+y^2}}$, $f_y(x,y) = \dfrac{y}{\sqrt{x^2+y^2}}e^{\sqrt{x^2+y^2}}$

(5) $f_x(x,y) = \dfrac{1-y}{x - xy + y^4}$, $f_y(x,y) = \dfrac{-x + 4y^3}{x - xy + y^4}$

(6) $f_x(x,y) = \dfrac{y}{1+x^2y^2}$, $f_y(x,y) = \dfrac{x}{1+x^2y^2}$

(7) $f_x(x,y) = \dfrac{y}{x\sqrt{x^2-y^2}}$, $f_y(x,y) = -\dfrac{1}{\sqrt{x^2-y^2}}$

(8) $f_x(x,y) = -\dfrac{x}{(\sqrt{x^2+y^2})^3}$, $f_y(x,y) = -\dfrac{y}{(\sqrt{x^2+y^2})^3}$

4.2

$$\frac{\partial r}{\partial x} = \frac{\partial}{\partial x}(\sqrt{x^2+y^2}) = \frac{x}{\sqrt{x^2+y^2}} = \cos\theta$$

$$\frac{\partial r}{\partial y} = \frac{\partial}{\partial y}(\sqrt{x^2+y^2}) = \frac{y}{\sqrt{x^2+y^2}} = \sin\theta$$

$$\frac{\partial}{\partial x}(\tan\theta) = \frac{\partial}{\partial x}\left(\frac{y}{x}\right) \Leftrightarrow \frac{1}{\cos^2\theta}\frac{\partial\theta}{\partial x} = -\frac{y}{x^2} \Leftrightarrow \frac{\partial\theta}{\partial x} = -\frac{y}{x^2+y^2} = -\frac{\sin\theta}{r}$$

$$\frac{\partial}{\partial y}(\tan\theta) = \frac{\partial}{\partial y}\left(\frac{y}{x}\right) \Leftrightarrow \frac{1}{\cos^2\theta}\frac{\partial\theta}{\partial y} = \frac{1}{x} \Leftrightarrow \frac{\partial\theta}{\partial y} = \frac{x}{x^2+y^2} = \frac{\cos\theta}{r}$$

$$\frac{\partial g}{\partial x} = \frac{\partial g}{\partial r}\frac{\partial r}{\partial x} + \frac{\partial g}{\partial \theta}\frac{\partial\theta}{\partial x} = \cos\theta\frac{\partial g}{\partial r} - \frac{\sin\theta}{r}\frac{\partial g}{\partial\theta}$$

$$\frac{\partial g}{\partial y} = \frac{\partial g}{\partial r}\frac{\partial r}{\partial y} + \frac{\partial g}{\partial \theta}\frac{\partial\theta}{\partial y} = \sin\theta\frac{\partial g}{\partial r} + \frac{\cos\theta}{r}\frac{\partial g}{\partial\theta}$$

4.3 **(1)** $f_{xx}(x,y) = \dfrac{2}{x^3y}$, $f_{xy}(x,y) = f_{yx}(x,y) = \dfrac{1}{x^2y^2}$, $f_{yy}(x,y) = \dfrac{2}{xy^3}$

(2) $f_{xx}(x,y) = \dfrac{2(-x^2+y^2)}{(x^2+y^2)^2}$, $f_{xy}(x,y) = f_{yx}(x,y) = \dfrac{-4xy}{(x^2+y^2)^2}$,

$f_{yy}(x,y) = \dfrac{2(x^2-y^2)}{(x^2+y^2)^2}$

(3) $f_{xx}(x,y) = -\dfrac{2xy^3}{(1+x^2y^2)^2}$, $f_{xy}(x,y) = f_{yx}(x,y) = \dfrac{1-x^2y^2}{(1+x^2y^2)^2}$,

$f_{yy}(x,y) = -\dfrac{2x^3y}{(1+x^2y^2)^2}$

4.4 問題 4.2 の結果より,

$$\frac{\partial^2 f}{\partial x^2} = \frac{\partial}{\partial x}\left(\frac{\partial f}{\partial x}\right) = \cos\theta\frac{\partial}{\partial r}\left(\cos\theta\frac{\partial g}{\partial r} - \frac{\sin\theta}{r}\frac{\partial g}{\partial\theta}\right) - \frac{\sin\theta}{r}\frac{\partial}{\partial\theta}\left(\cos\theta\frac{\partial g}{\partial r} - \frac{\sin\theta}{r}\frac{\partial g}{\partial\theta}\right)$$

$$= \cos^2\theta\frac{\partial^2 g}{\partial r^2} + \frac{\cos\theta\sin\theta}{r^2}\frac{\partial g}{\partial\theta} - \frac{\cos\theta\sin\theta}{r}\frac{\partial^2 g}{\partial r\partial\theta}$$

$$+ \frac{\sin^2\theta}{r}\frac{\partial g}{\partial r} - \frac{\cos\theta\sin\theta}{r}\frac{\partial g^2}{\partial r\partial\theta} + \frac{\cos\theta\sin\theta}{r^2}\frac{\partial g}{\partial\theta} + \frac{\sin^2\theta}{r^2}\frac{\partial^2 g}{\partial\theta^2},$$

$$\frac{\partial^2 f}{\partial y^2} = \frac{\partial}{\partial y}\left(\frac{\partial f}{\partial y}\right) = \sin\theta\frac{\partial}{\partial r}\left(\sin\theta\frac{\partial g}{\partial r} + \frac{\cos\theta}{r}\frac{\partial g}{\partial\theta}\right) + \frac{\cos\theta}{r}\frac{\partial}{\partial\theta}\left(\sin\theta\frac{\partial g}{\partial r} + \frac{\cos\theta}{r}\frac{\partial g}{\partial\theta}\right)$$

$$= \sin^2\theta\frac{\partial^2 g}{\partial r^2} - \frac{\cos\theta\sin\theta}{r^2}\frac{\partial g}{\partial\theta} + \frac{\cos\theta\sin\theta}{r}\frac{\partial^2 g}{\partial r\partial\theta}$$

$$+ \frac{\cos^2\theta}{r}\frac{\partial g}{\partial r} + \frac{\cos\theta\sin\theta}{r}\frac{\partial g^2}{\partial r\partial\theta} - \frac{\cos\theta\sin\theta}{r^2}\frac{\partial g}{\partial\theta} + \frac{\cos^2\theta}{r^2}\frac{\partial^2 g}{\partial\theta^2}$$

である. これらの和をとって,

$$\Delta f(x,y) = \frac{\partial^2 g}{\partial r^2} + \frac{1}{r}\frac{\partial g}{\partial r} + \frac{1}{r^2}\frac{\partial^2 g}{\partial \theta^2}$$

を得る.

4.5　臨界点は, $(1/\sqrt{3},0)$ と $(-1/\sqrt{3},0)$ である. $H(1/\sqrt{3},0) = 4\sqrt{3} > 0$ かつ $f_{xx}(1/\sqrt{3},0) = 2\sqrt{3} > 0$ であるので, $(1/\sqrt{3},0)$ で極小値 $f(1/\sqrt{3},0) = -2\sqrt{3}/9$ をとる. $H(-1/\sqrt{3},0) = -4\sqrt{3} < 0$ であるので, $(-1/\sqrt{3},0)$ は鞍点である.

4.6　臨界点は, $(0,0)$ と $(3/2,3/2)$ である. $H(0,0) = 0$ であるので, $(0,0)$ が極値点か否かは定理 4.21 からは判定不能である. $H(3/2,3/2) = -243/4 < 0$ であるので, $(3/2,3/2)$ は鞍点である.

索　　引

アルファベット
C^n 級, 66, 102
C^∞ 級, 66, 102

ギリシャ文字
ε-近傍, 86
ε論法, 28, 36, 88

あ行
鞍点, 108
陰関数, 112
エネルギー保存, 97

か行
ガウス記号, 49
下界, 7
化学ポテンシャルエネルギー, 84, 110
拡散方程式, 103
下限, 8
関数, 9
　　1変数—, 11
　　2変数—, 84
　　—の終域, 9
　　—の値域, 9
　　—の定義域, 9, 84
関数の極限, 36, 88
逆関数, 10
　　—の連続性, 52
　　—の微分, 60
逆三角関数, 20
極限値, 28, 36
　　左—, 39
　　右—, 39
極座標, 100
極値, 77, 106, 108
　　極小値, 77, 106
　　極大値, 77, 106
極値点, 77, 78, 106

極小点, 77, 81, 82, 106, 108
極大点, 77, 81, 82, 106, 108
極値問題, 81, 109
近傍, 86
　　ε-—, 86
区間, 3
合成関数, 10
　　—の微分, 58, 96
　　—の偏微分, 99
　　—の連続性, 50, 90
勾配ベクトル, 98

さ行
サイクロイド, 64
細胞分裂, 27
三角関数, 19
三角不等式, 23
指数関数, 15
指数則, 18
実数, 5
　　—の完備性, 6, 7
　　実数の実数乗, 12
　　—の切断, 6
　　正の実数の実数乗, 14
集合, 1
　　開—, 86
　　空—, 4
　　—の境界, 87
　　積—, 4
　　部分—, 4
　　閉—, 86
　　平面上の—, 86
　　補—, 4
　　和—, 4
収束, 28, 35–37
　　—判定法, 35
自由落下, 97

上界, 7
上限, 8
水素イオン指数, 19
数列, 27
　　コーシー列, 36
数列の極限, 28
接線, 68, 69
絶対値, 23
接平面, 96
全射, 10
全単射, 10
全微分, 93
　　—可能, 93, 94
増減表, 81

た行
対数, 16
　　片対数グラフ, 18
　　片対数プロット, 18
　　両対数グラフ, 18
　　両対数プロット, 18
対数関数, 17
単位ステップ関数, 49
単射, 10
単調数列, 33
単調性, 11
　　狭義単調関数, 11
　　狭義単調減少, 11, 77
　　狭義単調増加, 11, 77
中間値の定理, 51
テイラー級数, 74
テイラーの公式, 72, 105
テイラーの定理, 72, 105
導関数, 54
　　n次—, 65
　　高次—, 65
等差数列, 29
等比級数, 35
等比数列, 29

投与薬物の血中濃度, 16
トコロイド, 65
凸, 79
凸性
　　上に狭義の―, 79
　　下に狭義の―, 79

な行
内点, 78
二項展開, 22
ネイピアの定数, 17, 33

は行
媒介変数, 61
媒介変数表示, 61
はさみうちの定理, 32, 41
発散, 28, 35, 37, 38
波動方程式, 103
半減期, 17
反応経路, 85, 111
反応座標, 111
微生物，細菌の増殖, 16
微分, 53
　　n 回―可能, 66

逆関数の―, 60
合成関数の―, 58, 96
対数―, 59
媒介変数による―, 61
―可能, 53
―係数, 53
無限回―可能, 66
不定形, 75
平均値の定理, 70, 104
　　コーシーの―, 71
べき乗関数, 15
べき乗則, 18
変曲点, 81
偏導関数, 91
　　高次―, 101
偏微分, 90
　　n 回―可能, 102
　　合成関数の―, 99
　　―可能, 90, 94
　　―係数, 90, 92
方向微分, 98
法線, 68, 69
放物運動, 62

ま行
マクローリン級数, 74, 75
マクローリンの公式, 73, 105
ミカエリス・メンテンの式, 47,
　　　　73
無限級数, 34

や行
有界, 7
　　上に―, 7
　　下に　, 7
有界数列, 33

ら行
ライプニッツの公式, 67
ラプラシアン, 103
ラプラス方程式, 103
臨界点, 78, 106, 109
連続, 49, 89
　　逆関数の連続性, 52
　　合成関数の連続性, 50, 90
ロピタルの定理, 75
ロルの定理, 70

著者略歴

上野　嘉夫
うわの　よしお

京都大学大学院工学研究科博士課程（数理工学専攻）修了

現職：京都薬科大学基礎科学系教授

博士（工学），公立はこだて未来大学名誉教授

薬科系 の 基礎数学　Part 1　—微分—
やっかけい　　きそすうがく

2022 年 4 月 10 日	第 1 版　第 1 刷	発行
2023 年 3 月 30 日	第 2 版　第 1 刷	発行
2024 年 3 月 20 日	第 3 版　第 1 刷	印刷
2024 年 3 月 30 日	第 3 版　第 1 刷	発行

著　　者　　　上野　嘉夫
うわの　よしお

発 行 者　　　発田　和子

発 行 所　　株式会社　学術図書出版社

〒113−0033　東京都文京区本郷 5 丁目 4 の 6

TEL 03−3811−0889　振替 00110−4−28454

印刷　三松堂（株）

定価は表紙に表示してあります.

本書の一部または全部を無断で複写（コピー）・複製・転載することは，著作権法でみとめられた場合を除き，著作者および出版社の権利の侵害となります．あらかじめ，小社に許諾を求めて下さい.

© Y. UWANO　2022　Printed in Japan
ISBN978−4−7806−1206−6　C3041